ARUNA M. SIEWERT

NATÜRLICHES DOPING

energiereicher – leistungsfähiger – konzentrierter

QUALITÄTS G|U GARANTIE

DIE GU-QUALITÄTSGARANTIE

Wir möchten Ihnen mit den Informationen und Anregungen in diesem Buch das Leben erleichtern und Sie inspirieren, Neues auszuprobieren. Bei jedem unserer Produkte achten wir auf Aktualität und stellen höchste Ansprüche an Inhalt, Optik und Ausstattung.
Alle Informationen werden von unseren Autoren und unserer Fachredaktion sorgfältig ausgewählt und mehrfach geprüft. Deshalb bieten wir Ihnen eine 100 %ige Qualitätsgarantie.

Darauf können Sie sich verlassen:
Wir legen Wert darauf, dass unsere Gesundheits- und Lebenshilfebücher ganzheitlichen Rat geben. Wir garantieren, dass:
- alle Übungen und Anleitungen in der Praxis geprüft und
- unsere Autoren echte Experten mit langjähriger Erfahrung sind.

Wir möchten für Sie immer besser werden:
Sollten wir mit diesem Buch Ihre Erwartungen nicht erfüllen, lassen Sie es uns bitte wissen! Wir tauschen Ihr Buch jederzeit gegen ein gleichwertiges zum gleichen oder ähnlichen Thema um. Nehmen Sie einfach Kontakt zu unserem Leserservice auf. Die Kontaktdaten unseres Leserservice finden Sie am Ende dieses Buches.

GRÄFE UND UNZER VERLAG. *Der erste Ratgeberverlag – seit 1722.*

KGS

THEORIE

PRAXIS

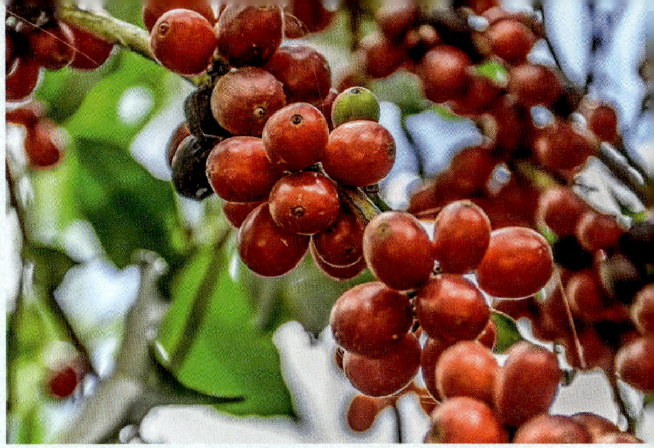

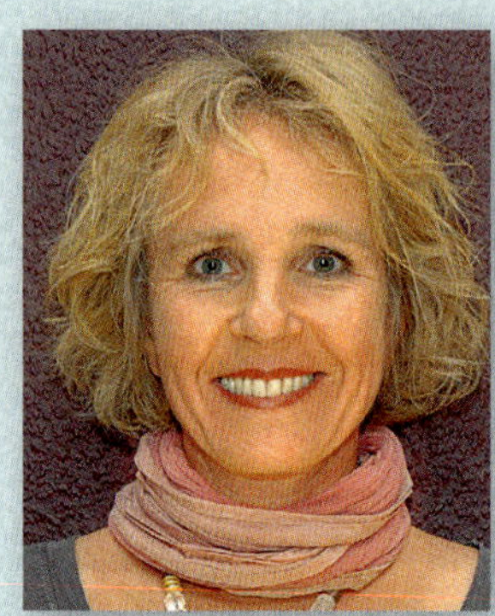

ARUNA M. SIEWERT

Heilpraktikerin

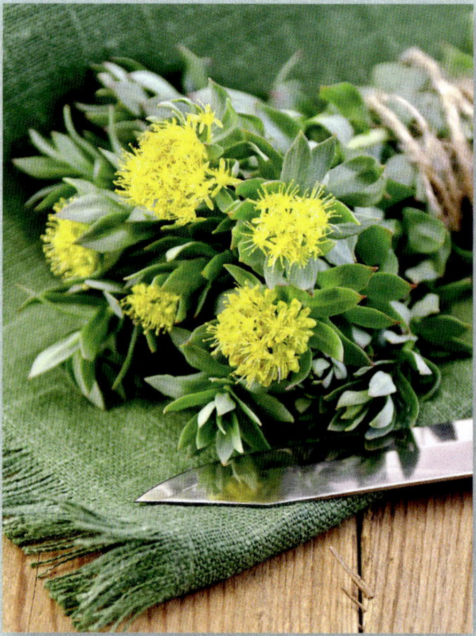

»Wenn es
einen Glauben gibt,
der Berge versetzen
kann, so ist es
der Glaube an die
eigene Kraft«

MARIE VON EBNER-ESCHENBACH

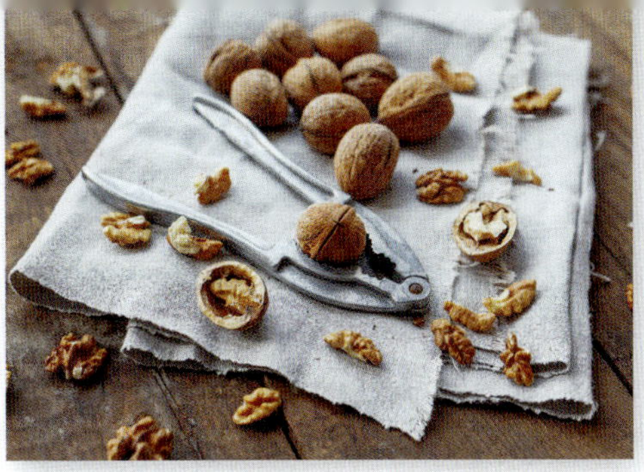

GIBT'S DAS AUCH IN GESUND?

Es wird gemunkelt, dass die Menschen bereits in der Antike ihrem Leistungsvermögen mit allerlei Mitteln ein wenig auf die Sprünge geholfen haben, um besser zu sein als die Konkurrenz – oder schlicht, um zu überleben.
Die verwendeten Mittel haben sich seitdem geändert, das Prinzip nicht: Auch heute noch geht es darum, sich in jedem Alter rundum fit und leistungsfähig zu fühlen, anstrengende Phasen zu meistern, die eigenen Kräfte wirkungsvoll zu bündeln – und gelegentlich über sich hinauszuwachsen. Schließlich verlangt uns das Leben viel ab! Außerdem macht es ja auch Spaß, Körper und Geist zu fordern und die eigenen Fähigkeiten zu erweitern.
Um mit Erfolg durch anspruchsvolle Zeiten zu kommen und auch besonders ehrgeizige Ziele zu erreichen, greifen immer mehr Menschen zu chemischen Hilfsmitteln. Viele dieser Mittel haben massive Nebenwirkungen und schaden uns auf Dauer. Dabei gibt es natürliche Alternativen!

»ERNEUERBARE ENERGIE«

Viele Heilpflanzen und Nahrungsmittel sowie natürlich eine gesunde Lebensweise können uns helfen, den Energielevel hoch zu halten, uns immer wieder zu steigern und zugleich guter Dinge und bei Kräften zu bleiben.
Ich hoffe, Sie finden in diesem Buch viele hilfreiche Informationen, und wünsche Ihnen viel Spaß beim Lesen.

Anna M. Siewert

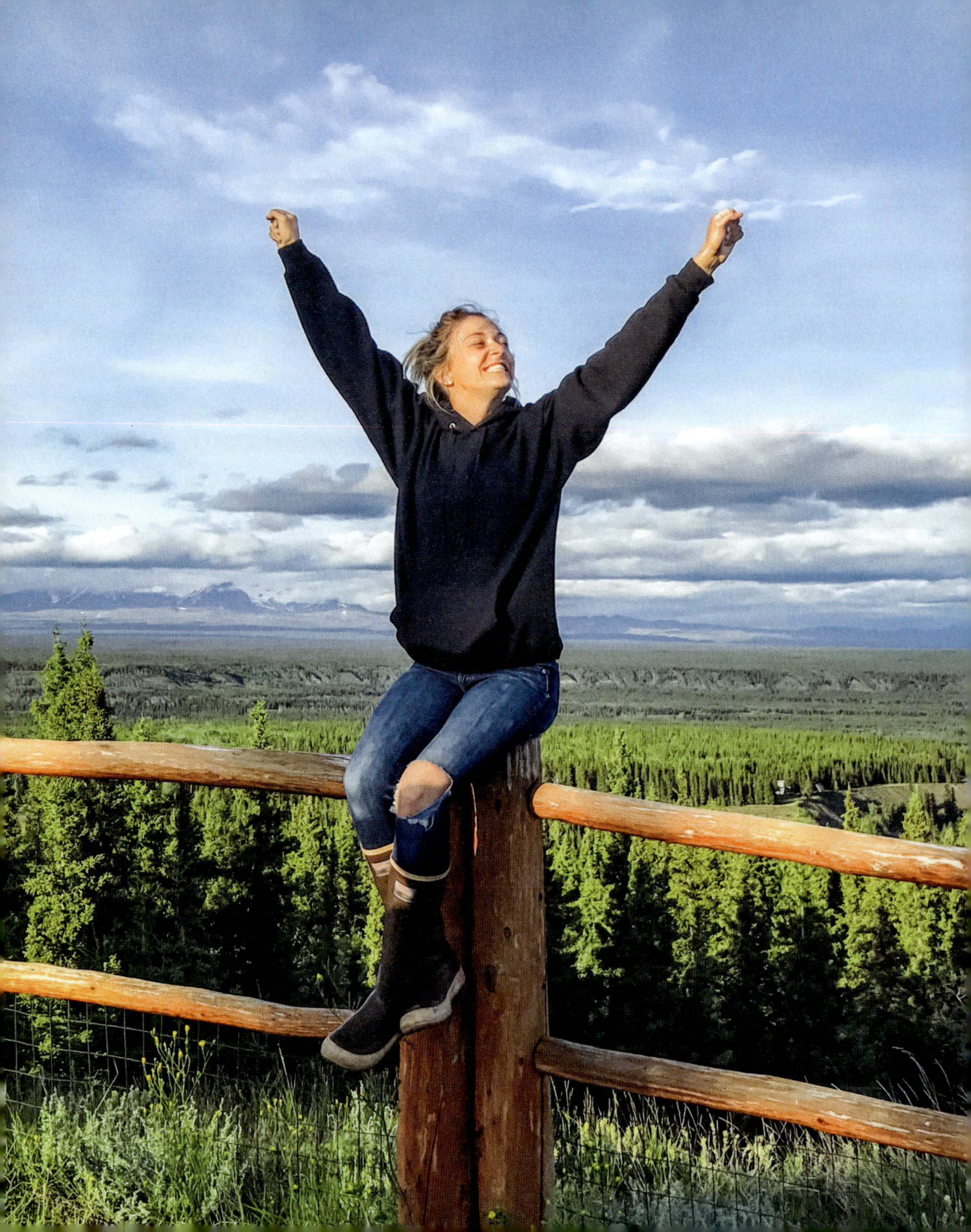

SCHNELLER, HÖHER, WEITER

WAS SPRICHT DENN DAGEGEN, DEM EIGENEN LEISTUNGS-VERMÖGEN EIN BISSCHEN NACHZUHELFEN? EIGENTLICH NICHTS. DIE WAHL DER MITTEL MACHT DEN UNTERSCHIED!

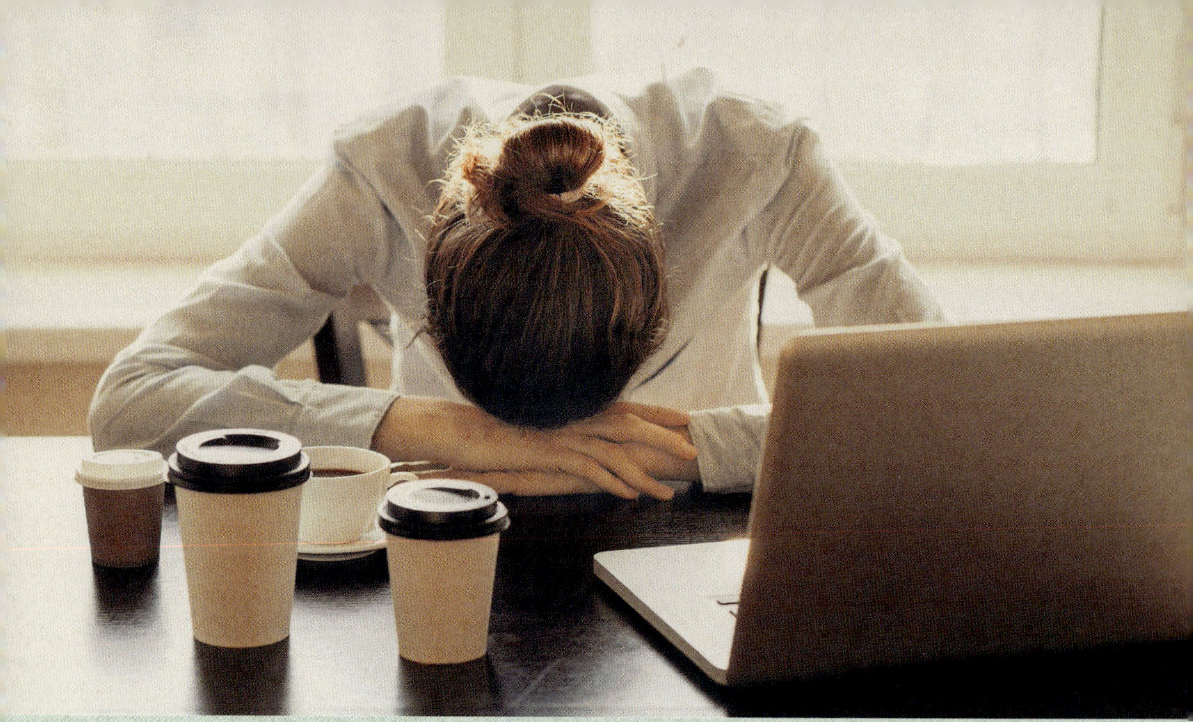

DOPING FÜR ALLE?

Immer wenn wir Großes vorhaben, eine Hürde überwinden wollen oder mit verschiedenen Anforderungen jonglieren müssen, hängt viel davon ab, dass wir hellwach sind, lange durchhalten und unsere volle Motivation, Energie und Konzentration zur Verfügung haben. Im Profisport versucht man oft verbotenerweise, mit potenten chemischen Mitteln die Grenzen der Leistungsfähigkeit zu überwinden. In der heutigen Zeit, in der viele Menschen von Termin- und Leistungsdruck betroffen sind, scheint es nahezuliegen, sich davon etwas abzuschauen. Auch unser (sportlicher) Ehrgeiz weckt den Wunsch nach mehr Kraft und Durchhaltevermögen. Zum Glück hat die Natur viele Nahrungsmittel, Kräuter und mehr im Angebot, die uns auf gesunde und nachhaltige Art helfen, Herausforderungen zu meistern und unsere Ziele zu erreichen.

Kleine Geschichte des Dopens

Das Wort »Doping« kommt vom englischen *to dope*, was in unserem Zusammenhang so viel heißt wie »sich aufputschen«. Die Wurzeln des Wortes liegen in Südafrika – dort wurde bei Dorffesten der Einheimischen ein hochprozentiger Schnaps gereicht, der Dop. Weit zurück reichen Legenden wie die vom stärkenden himmlischen Manna, der Götterspeise Ambrosia und Hexen-Flugsalben; und vielleicht fällt bereits der verbotene Apfel vom Baum der Erkenntnis unter Doping! Belegt ist, dass in der Antike für sportliche Wettkämpfe und militärische Einsätze gedopt wurde: zum einen mit fleisch- beziehungsweise kohlenhydratreicher Nahrung, zum anderen mit speziellen Mahlzeiten wie etwa Stierhoden – sozusagen die frühe Form des Testosterondopings ▸ **siehe Seite 17**.
Den Fliegenpilz nutzten unter anderem die Germanen – ein gutes Beispiel für den unscharfen Übergang zwischen leistungssteigernden und berauschenden Mitteln.
Zur Zeit des europäischen Mittelalters tranken die Inkas Mate-Tee und Kaffee ▸ **siehe Seite 60 und 79** und kauten Coca-Blätter. Die Blätter des Khat-Strauches sind aufgrund ihrer stimulierenden Wirkung noch heute eine Alltagsdroge in einigen arabisch geprägten Ländern; die anregenden, appetitdämpfenden Alkaloide der Betelnuss mit all ihren Nebenwirkungen nutzt man in Asien.
Selbst der Alkoholrausch war früher in vielen Gesellschaften ein Ritual mit sakralem Charakter. Viele Künstler um die Wende zum 20. Jahrhundert griffen überdies auf Drogen wie Absinth, Opium und Laudanum zurück, um ihre Kreativität zu steigern.
Im Zweiten Weltkrieg erhielten die Soldaten der Wehrmacht Amphetamine, heute sind Aufputschmittel weltweit in Militärkreisen verbreitet, aber nicht nur dort ▸ **siehe Seite 11**.
Ab etwa 1950 verbreiteten sich auch im Sport chemische Substanzen zur Leistungssteigerung, die prominentesten Beispiele sind Radsport, Laufsport sowie staatlich organisiertes Dopen von Athleten. Auch dem »König Fußball« bricht immer öfter ein Zacken aus der blank geputzten Krone.

INFO

VERBOTENE SUBSTANZEN

Mit zunehmender Erkenntnis, dass chemisches Doping Sportlern und Sport schadet, wuchsen die Anstrengungen dagegen. 1928 verbot der Internationale Leichtathletik-Verband Doping, doch erst bei Olympia 1968 wurde erstmals getestet. Nach der Verbesserung mehrerer Versionen seit 1977 gilt seit 2004 die Definition der World Anti-Doping Agency, zu finden unter: www.wada-ama.org

Das Leben fordert jeden

Leistung und Erfolg sind die Maximen unseres heutigen Alltags. Schon im Kindergartenalter kommen Muße, Träumen, Lesen, Werkeln, Matschen, Toben und auch die gelegentliche Langeweile oft zu kurz. Lücken, die sich in der Zeitplanung auftun, füllen viele kleine und große Menschen zunehmend mit elektronischen Medien. Immer dabei ist das Smartphone. Wagen wir es einmal, uns vorübergehend unerreichbar zu machen, haben wir schnell das Gefühl, etwas zu verpassen oder die Erwartungen der anderen zu enttäuschen. Das Ganze mag abwechslungsreich sein; fitter, ausgeglichener und leistungsfähiger werden wir dabei nicht, und besonders glücklich meist auch nicht. Das Flow-Erlebnis, wenn man in eine Tätigkeit vertieft ist – viele Menschen kennen es gar nicht oder haben vergessen, wie gut das tut. Dabei ist diese Art von Muße einer der besten Fitmacher für Körper und Gehirn. Wir aber befinden uns im ständigen Wettlauf mit der Zeit, müssen immer schneller Zusammenhänge erfassen, Informationen filtern, Wichtiges abspeichern, Unwichtiges aussortieren. Wir wollen in unserer Freizeit Spaß haben, vielleicht beim Sport Erfolge feiern, und nicht zuletzt müssen wir unserem Alltag auch körperlich standhalten.
Je nach unserem Umgang damit kann all das die Angst auslösen, etwas zu verpassen, das Ziel nicht zu erreichen oder schlechter zu sein als der Kollege. Wir können das Ganze aber auch als Ansporn sehen! Wenn wir uns mit natürlichen Mitteln und Methoden eine gute Grundlage schaffen, unsere Leistungsfähigkeit nach oben auszuloten und sie zu steigern, dann sehen wir weniger Probleme und mehr positive, lohnende Herausforderungen. Wir schlafen wieder gut, gehen gut gelaunt und zuversichtlich in den Tag. Wenden wir uns aufmerksam unseren wirklichen Bedürfnissen zu, verschwinden oft auch Panikattacken, Schmerzen, depressive Verstimmungen und ständige Müdigkeit. Wir fühlen uns wach und fit, können uns gut konzentrieren und lang durchhalten. Ist die Basis unserer Leistungsfähigkeit solide und verlässlich, können wir beherzt in die Tat umsetzen, was immer wir vorhaben.

»Mother's little helper«?

Wurden Mittel zur geistigen Leistungssteigerung lange eher zu Prüfungszeiten oder in anderen besonderen Lebensphasen eingesetzt, so greifen heute viele Menschen regelmäßig zu Hilfsmitteln, um dem Druck des Alltags standzuhalten, Müdigkeit und Erschöpfung zu bekämpfen oder sich einfach besser zu fühlen. Dies ist keineswegs eine Domäne der jungen Generation, auch vor den Älteren machen Stress und – teils ganz unnötige – Selbstausbeutung nicht halt. Die Leistungsfähigkeit von Gehirn und Körper sowie die Stressresistenz lassen mit den Jahren natürlicherweise nach, diese Prozesse

beginnen teils schon mit Mitte zwanzig. Wir sind ihnen aber keineswegs hilflos ausgeliefert, sondern können aktiv gegensteuern – in jedem Alter und ganz ohne synthetisch hergestellte Pillen, Alkohol und illegale Drogen, deren Nebenwirkungen und Langzeitfolgen nicht zu unterschätzen sind.
Vielleicht haben Sie das auch schon einmal erlebt: Der Arzt hat Ihnen wegen einer harmloseren Beschwerde zum Beispiel ein Schmerzmittel verschrieben. Nach dem Abklingen der Beschwerden fiel es Ihnen richtig schwer, das Mittel abzusetzen, weil es so schön entspannt, beruhigt und belebt hat … Gerade solche vermeintlich harmlosen Mittel tragen viele Menschen durch ihren Tag und verhelfen zu mehr Leistung in allen möglichen Bereichen. Abgesehen von den körperlichen Nebenwirkungen, der Gefahr einer Abhängigkeit und der mit der Gewohnheit nachlassenden Wirkung ist dies auch aus einem anderen Grund problematisch: Wir versuchen dann nicht mehr aktiv etwas in unserem Leben zu verbessern, schauen nicht genauer hin, spüren nicht genauer in uns hinein, um zu erfahren, was unser Körper und unsere Seele brauchen.

Kraft aus sich selbst und aus der Natur schöpfen

Doch ist es nicht manchmal auch eine gute Idee, der eigenen Leistungsfähigkeit ein wenig nachzuhelfen? Mit den richtigen Mitteln ist das durchaus möglich: Die leistungsfördernden Pflanzen und Nahrungsmittel ohne Rauschwirkung, wie sie in diesem Buch ab Seite 52 beschrieben sind, haben weniger bis keine negativen, sondern nur lauter positive »Nebenwirkungen«. Gleichzeitig sollte unser Anspruch an uns selbst sein, die in uns vorhandenen Ressourcen zu nutzen und insgesamt Struktur und Ruhe in unser Leben zu bringen. Mehr dazu lesen Sie ab Seite 92.

INFO

FIT FOR WORK?

Laut einer groß angelegten DAK-Studie im Rahmen von »Gesundheitsreport 2015« stieg innerhalb von sechs Jahren in Deutschland der Anteil der Beschäftigten, die Mittel zur Steigerung der Gehirnleistung einnehmen, von 4,7 auf 6,7 Prozent, die Dunkelziffer sei noch viel höher. Interessant ist, dass Männer dabei eher auf Leistungssteigerung aus sind, Frauen eher auf mehr Belastbarkeit.
Eingenommen werden Psychopharmaka, zweckentfremdete Mittel gegen Krankheiten wie Bluthochdruck oder Demenz oder illegale Stimulanzien wie Amphetamine. Zu den Nebenwirkungen zählen Herzrhythmusstörungen, Unruhe, Schlafstörungen bis hin zum Wunsch nach Selbsttötung.

Wege zu mehr Energie und Ruhe

Natürlich können wir uns der Welt in der Regel nicht einfach entziehen. Wir können aber für mehr Ruhe, Muße, Innehalten und Genießen sorgen – Zeit mit unseren Kindern verbringen, spazieren gehen, die Hängematte im Garten nutzen oder am Nachmittag mal ein Stündchen auf dem Sofa mit Buch und einem schönen Tee verbringen. Zudem lässt sich mit geeigneten Methoden für Entspannung und Widerstandskraft sorgen. Mehr dazu lesen Sie ab Seite 112.
Zum anderen schenkt uns die Natur Möglichkeiten, mit den Herausforderungen klarzukommen und Phasen erhöhter Belastung gut zu meistern. Dann kann es auch Spaß machen, mal eine Weile Gas zu geben!
In diesem Buch finden Sie natürliche Mittel und Methoden, um Geist und Körper zu stärken. Sie gewinnen damit an Achtsamkeit, Wachheit, Konzentrationsfähigkeit, Muskelkraft und Widerstandsfähigkeit. Machen Sie sich fit für ein langes, gesundes und erfülltes, kraftvolles, lebenswertes Leben.

Was ist die Nr. 1 für mich?

Wenn wichtige Prüfungen vor uns liegen, ein lang herbeigesehnter sportlicher Wettkampf bevorsteht oder wir einen neuen Job angetreten haben, der uns alles abverlangt, sind wir mit den Gedanken natürlich rund um die Uhr bei dieser Herausforderung. Doch vielleicht kennen Sie das auch: Sobald die Prüfung geschafft, der Wettkampf vorbei oder der Einstieg in den neuen Job geschafft ist, fühlt man sich nicht so erleichtert wie erhofft. Vielmehr fällt man ins Stimmungsloch, fühlt sich leer und weiß mit der wiedergewonnenen Freiheit nicht so recht etwas anzufangen. Der Grund: Wir befanden uns in einem Ausnahmezustand, der uns zwar angestrengt, aber auch Halt gegeben hat. Es gab klare Vorgaben, was zu schaffen ist, wo und mit wem. Das fällt nun alles weg und wir sind wieder ganz uns selbst überlassen. Damit wir nicht in dieses Loch fallen und damit wir sogar in der stressigen Zeit das Leben genießen können, ist es wichtig, dass wir eigene Werte und Ziele nicht vergessen und uns nicht von uns selbst entfernen.

> »Wer seine Mitte nicht verliert, ist unüberwindlich.«
>
> LAO TSE

Was auch immer uns bewegt, uns mehr abzuverlangen, als Körper und Geist freiwillig herzugeben bereit sind: Am wichtigsten sind immer noch unsere Gesundheit, unsere Wertvorstellungen und großen Lebensziele, unsere Liebsten und Freunde und das Gefühl für die eigenen Bedürfnisse. Gehen Sie nicht so weit, dass Sie mit Ihrer Kraft am Ende sind. Machen Sie vorher eine Pause! Wer im Alltag ständig auf Reserve läuft, steuert unweigerlich in den Burnout und die Depression – und nicht selten auch in eine körperliche Krankheit. Diese zwingt uns, innezuhalten, zur Ruhe zu kommen, uns zu schonen. Im besten Fall hilft sie uns, unser Potenzial zu erkennen und neue Möglichkeiten des Handelns zu entdecken. Die in diesem Buch vorgestellten Pflanzen, Nahrungsmittel und Methoden helfen dabei, dass es gar nicht erst zu einer Erkrankung kommt und dass wir frühzeitig erkennen, welche Kräfte und Ressourcen uns zur Verfügung stehen. Wir müssen sie nur nutzen!

Die Kraft des Innehaltens

Vielleicht haben Sie dieses Buch gekauft, weil Sie bereits mittendrin sind in einer Situation, die Sie an Ihr Limit bringt. Nehmen Sie sich die Zeit, jetzt sofort einmal innezuhalten und sich zu fragen, welche Möglichkeiten Ihnen zur Verfügung stehen. Dabei hilft es, sich zunächst für eine Minute ganz auf den eigenen Atem zu konzentrieren. Wenn man im »Tunnel« von Termindruck und Stress ist, dann ist es zugegeben schwer, wirklich abzuschalten. Jedoch kann schon ein kleiner Spaziergang oder ein Plausch im Café den Blick wieder weiten – und so viel Energie freisetzen, dass Sie die investierte Zeit mindestens wieder aufholen. Seien Sie sich bewusst, dass Ihre Leistungsfähigkeit sinkt, wenn Sie Raubbau an sich treiben.

Mitten im Alltagstrubel einmal innezuhalten, durchzuatmen und die Gedanken weit werden zu lassen, schenkt innere Ruhe, frische Kraft und neue Ideen.

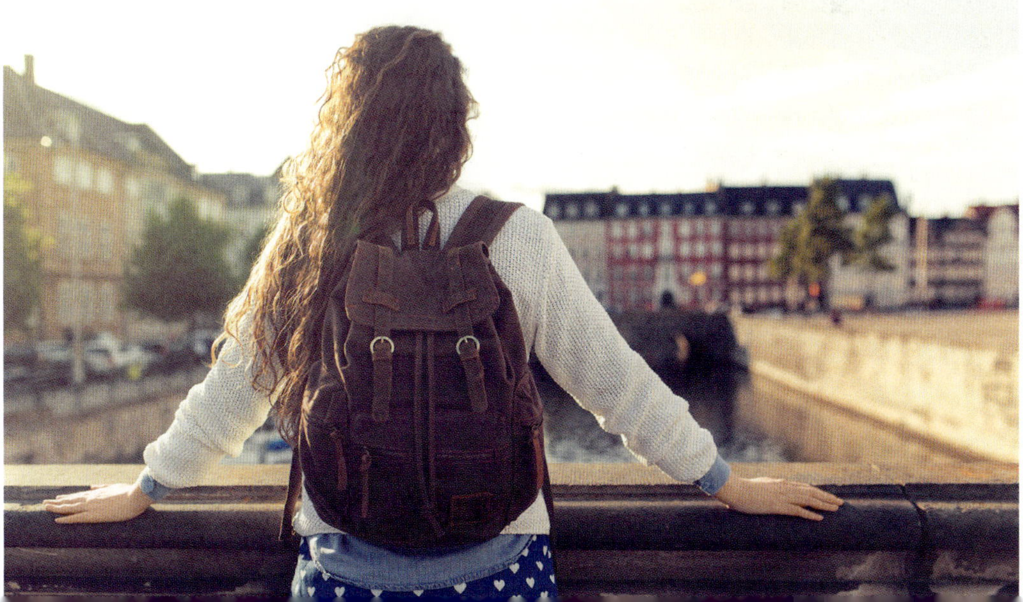

KINDER FÖRDERN OHNE ZWANG

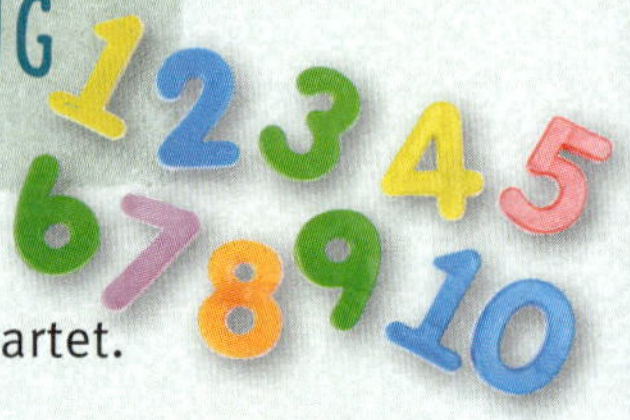

Schon von den Kleinsten wird heutzutage viel erwartet. Dabei ist Entwicklung aufregend genug!

Staatlich organisiertes Sportdoping bei Minderjährigen gab es in der Vergangenheit bereits. Heute nehmen viele Jugendliche Mittel für den Muskelaufbau (eher Jungen) oder zum Abnehmen (eher Mädchen). Ein neueres Phänomen ist Gehirndoping bei (Schul-) Kindern. Der meistverwendete Stoff ist hier das amphetaminähnliche Methylphenidat, besser bekannt unter Handelsnamen wie Ritalin®. Die verschreibungspflichtigen Arzneimittel steigern die Konzentrationsfähigkeit. Sie sind für Patienten mit einem Aufmerksamkeitsdefizit- und Hyperaktivitätssyndrom (ADHS) gedacht, meist Kinder. Immer öfter wird der nebenwirkungsreiche Stoff ohne oder mit falscher ADHS-Diagnose verabreicht. Diese unnötige Einnahme schadet der Gehirnentwicklung.

BITTE NICHT »ÜBERFÖRDERN«!

Unsere Jüngsten wollen lernen, wachsen, sich entwickeln, etwas schaffen – dies ist ihnen ein natürliches Bedürfnis. Doch viele Eltern wünschen sich, dass ihre Kinder die besten, klügsten, schönsten sind, und dämpfen damit eher deren Entwicklungsfreude. Auch wenn die Kleinen deshalb nicht gleich zu Dopingmitteln greifen: Überforderung und ständige Vergleiche mit anderen ebnen schlimmstenfalls den Weg zu späteren Problemen mit Doping und Drogen.

Kinder wollen vor allem: eine glückliche Kindheit durchleben, spielen, malen, matschen, philosophieren, träumen, tüfteln, toben und sich von uns so angenommen fühlen, wie sie sind. »Das Gras wächst nicht schneller, wenn man daran zieht«, sagt ein bekanntes afrikanisches Sprichwort – wie wahr es doch ist! Wir können die Wege unserer Jugendlichen nicht vorzeichnen, wir können jedoch bereits unsere Kinder stärken: mit Liebe, Achtsamkeit, Rückhalt und Vertrauen in ihre Fähigkeiten. Seien Sie offen für das, was Ihre Kinder auf die Welt mitbringen, geben Sie ihnen Lernanreize und schenken Sie viel Lob! Fordern Sie die Kinder körperlich und geistig heraus, animieren Sie sie zum Wachsen, ohne dabei die Latte zu hoch zu legen. Dann sind auch das Bewältigen von lernintensiven Phasen und ein vernünftiger Umgang mit den digitalen Medien kein Problem.

Stellen Sie sich auch die Frage, ob Ihre hoch gesteckten Ziele überhaupt den Erwartungen entsprechen, die man an Sie hat. Vielleicht ist den anderen gar nicht klar, dass Sie schon »auf der Felge fahren«. Ein offenes Gespräch mit dem Chef, dem Trainer, dem Professor an der Uni, dem Partner … kann Wunder wirken und Überraschendes zutage bringen. Um auf andere Gedanken zu kommen und den »Reset« zu schaffen, sind auch die Übungen ab Seite 104 geeignet.

Mut zur eigenen Kraft

Unsere Gesellschaft baut auf Leistung, ständige Verfügbarkeit – und das Unterdrücken von Gefühlen. Entspricht das Ihren Vorstellungen von sich selbst und von Ihrem Leben? Natürlich möchte man dazugehören, und es ist schwer, auszuscheren.
Die meisten Menschen, mit denen ich spreche, finden diese Entwicklung beängstigend. Sie fühlen sich unter Druck, haben Angst, abgehängt zu werden, übrig zu bleiben, nicht mehr mithalten zu können und irgendwann das Gefühl zu haben, nicht mehr gut genug, »nicht mehr zu gebrauchen« zu sein. Durch dieses ständige Hinterherlaufen vergessen wir oft das, was in unserem Leben am wichtigsten ist: unsere eigenen Träume und Ziele. Der Verstand sagt: »Dies und das muss getan werden, und zwar fehlerfrei und in dieser und jener Zeit.« Schön und gut, doch was sagt Ihr Herz? Ist seine Stimme wirklich unwichtiger als die des Verstands?

WAGEN SIE ES, NEUES ZU DENKEN!

Oft sehen wir offene Türen und neue Möglichkeiten gar nicht oder trauen uns nicht zu, eine Chance zu ergreifen. Der Tunnelblick ist zwar manchmal nötig, sollte aber nicht zum Dauerzustand werden.
Lassen wir doch einfach mal nach getaner Arbeit fünfe gerade sein, chillen auf dem Sofa, machen einen ausgiebigen Spaziergang, gehen schwimmen oder Rad fahren oder tauchen in ein spannendes Buch ab.
Es braucht Mut, sich selbst Pausen zu geben, sie mit gutem Gewissen zu machen, vor Chef, Kollegen, Lerngruppe, Mannschaft … dazu zu stehen. Eine Woche lang pünktlich Feierabend und regelmäßig Mittagspause mit schönem Essen, zwei Freunde-Abende pro Woche, drei Tage Trainingspause. Lassen wir Körper und Geist Zeit, aufzutanken. Nehmen wir uns Raum für Meditation, Tanz, einen Saunabesuch oder eine gute Massage. Plötzlich bekommen wir wieder Kraft, haben wieder Lust auf das laufende oder ein neues Projekt. Gute Laune und die Fähigkeit, sich zu konzentrieren, kommen wieder, wenn wir auf uns achten und achtsam mit unseren Kräften umgehen.
Für die fordernden Zeiten im Leben finden Sie in diesem Buch Unterstützung und Hilfe aus der Natur. Genießen Sie Ihr Dasein, setzen Sie sich Ihre eigenen Ziele und besinnen Sie sich immer wieder auf das Wesentliche in Ihrem Leben – das, was Sie schon erreicht haben, und das, was Ihnen noch vorschwebt.

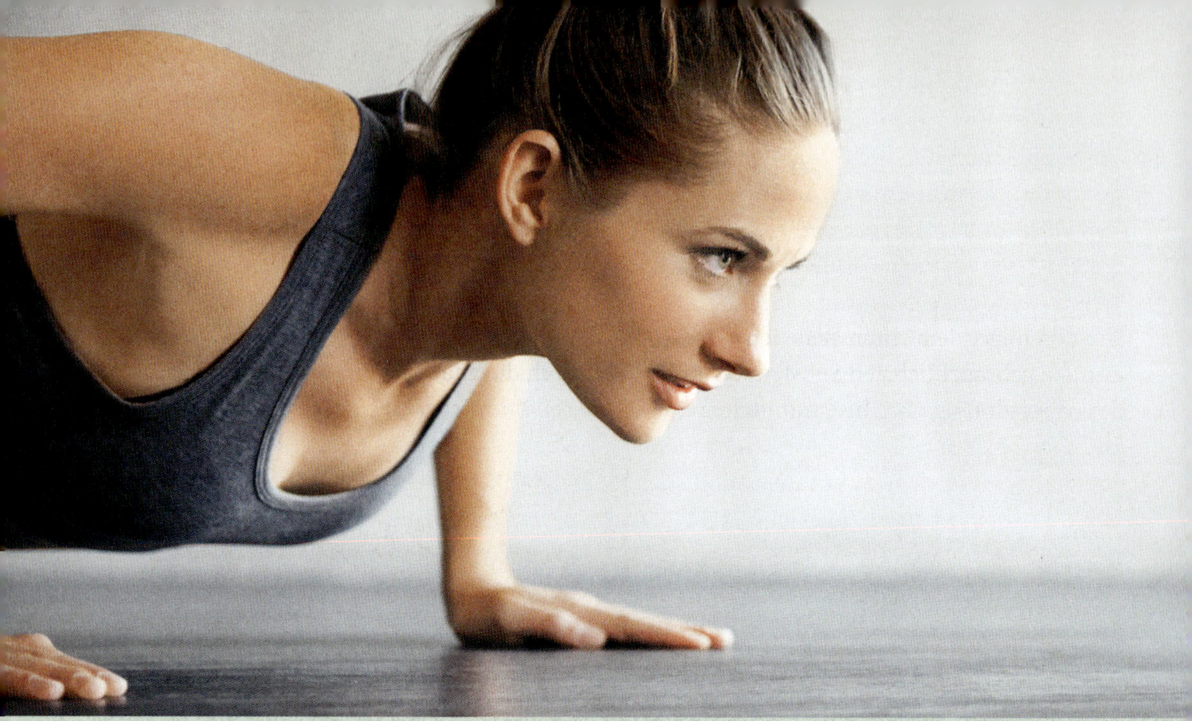

WIRKSTOFFE IM SPORTDOPING

Die im Profisport meistens unerlaubterweise verwendeten Substanzen zur Leistungssteigerung sind vielfältig. Einige Mittel erhöhen die Anzahl der roten Blutkörperchen und kurbeln so die Sauerstoffversorgung im Körper an. Andere tragen durch Wasserverlust zu einer Gewichtsreduktion bei oder fördern den Aufbau von Muskelmasse.
Fällt die Leistungsfähigkeit eines Sportlers aufgrund einer Verletzung oder von Ermüdungserscheinungen ab, können Körper und Geist für den Wettkampf vorübergehend wieder auf Vordermann gebracht werden. Dopingmittel kommen aber vor allem zum Einsatz, um besser zu sein als die Konkurrenz. Ein trauriges Beispiel ist die eigentlich so wunderbare Tour de France, oft abschätzig »rollende Apotheke« genannt – wobei es hier scheinbar endlich echte Bemühungen gibt, aus der Dopingspirale auszusteigen.

Leider beschränkt sich das Dopen nicht auf den Spitzensport. Auch Hobbysportler nutzen zunehmend leistungssteigernde Medikamente, um sich einen Vorteil gegenüber der Konkurrenz zu verschaffen.
Auf den folgenden Seiten stelle ich Ihnen nun die gebräuchlichsten Substanzen aus dem Sportdoping vor. Ihre unmittelbare, enorme Wirksamkeit kann mit den in diesem Buch empfohlenen natürlichen Mitteln selbstverständlich nicht erreicht werden. Das ist aber auch gar nicht der Sinn der Sache: Mit den Kräutern und Nahrungsmitteln soll die natürliche Leistungsfähigkeit nachhaltig gefördert und unterstützt werden – ohne die erheblichen Nebenwirkungen und Gefahren der synthetisch erzeugten Mittel.

Anabolika: Muskeldoping

Die anabolen Steroide, synthetische Abkömmlinge des männlichen Sexualhormons Testosteron, wurden während des Zweiten Weltkriegs entwickelt, zunächst um die Rekonvaleszenz von Kriegsgefangenen zu unterstützen. Doch schon bald entdeckten Sportler die Präparate für sich.
Testosteron hat zwei grundsätzliche Wirkungen: eine androgene, also die männlichen Geschlechtsmerkmale beeinflussende, und eine anabole, also muskelaufbauende und stoffwechselfördernde. Bei der Herstellung von Anabolika zum Muskelaufbau wurde versucht, überwiegend die anabolen Eigenschaften zu nutzen und die androgenen zu minimieren. Das ist aber nicht gelungen, sodass die androgenen Eigenschaften als Nebenwirkungen erhalten bleiben.

Alles für mehr Muckis ...

Durch die anabole Wirkung wird der Fettanteil im Körper verringert, und zugleich wird der Eiweißaufbau in der Muskulatur gefördert. Testosteron beziehungsweise verwandte Stoffe regen überdies die Blutbildung an. Die Folge ist eine erhöhte Sauerstoffzufuhr auch in den Muskeln. Zusätzlich wird die Regeneration der Muskeln unterstützt. Nach einem harten Training sorgen Anabolika dafür, dass sich der Sportler schnell erholt und am nächsten Tag wieder topfit ist.

INFO

DUNKLE KANÄLE

Anabolika sind verschreibungspflichtige Medikamente, also nur aufgrund einer medizinischen Notwendigkeit (etwa eine Insuffizienz der Hoden) auf ärztliches Rezept erhältlich. Es gibt einen großen Schwarzmarkt, in der Regel sind Schmuggel und organisiertes Verbrechen beteiligt. Die Gefahr einer Fälschung ist groß, die korrekte Wirkstoffmenge und Dosierung sind nicht gewährleistet.

Allzeit gut drauf?

Auch auf die Psyche wirken sich Anabolika aus: Sie machen zunächst euphorisch. Wir sind bestens drauf, die längsten Strecken und die schwersten Gewichte können uns nichts anhaben, wir trotzen jedem Widerstand und suchen die größten Herausforderungen. Zusätzlich werden Ängste vermindert, das Selbstwertgefühl wird aufgebaut. Die Mittel erhöhen auch die Aggressivität und den Sexualtrieb. Beides ist durchaus erwünscht, es lässt den Sportler forsch voranschreiten und leidenschaftlich kämpfen.

Nebenwirkungen: der Preis der künstlichen Fitness

Je nach Einnahmedauer und Dosierung haben Anabolika zahlreiche und schwere unerwünschte Nebenwirkungen.

- Es kann zum Auftreten einer schweren Akne kommen. Vor allem auf dem Rücken bilden sich dabei wulstige, rote und eitrige Beulen.
- Das Herz-Kreislauf-System wird stark in Mitleidenschaft gezogen: Möglich sind ein erhöhter Blutdruck, Veränderungen der Blutwerte sowie eine verminderte Pumpleistung des Herzens. Auch ein erhöhter Cholesterinwert kann eine Folge der Einnahme sein, zudem droht eine erhöhte Thrombosegefahr.
- Ebenso kann sich Kurzatmigkeit einstellen, die etwa beim Treppensteigen oder Rennen spürbar wird.
- Manche Menschen, die Anabolika einehmen, werden anfälliger für Infekte.
- Ständiges Hungergefühl kann zur Gewichtszunahme führen.
- Auch Kopfschmerzen, Haarausfall und Leberschäden sind mögliche Nebenwirkungen, ebenso steigt die Tumorgefahr.
- Bei Männern ist eine Verweiblichung mit Bildung eines Busens zu beobachten, was darauf zurückgeführt wird, dass wahrscheinlich irgendwann eine Verstoffwechselung der testosteronähnlichen Stoffe zum weiblichen Geschlechtshormon Östrogen stattfindet.
- Bei Frauen ist dagegen eine Vermännlichung zu beobachten mit Bartwuchs, Menstruationsstörungen, Wachsen der Klitoris und Vertiefung der Stimmlage.
- Bei Jugendlichen können Anabolika zu irreversiblen Schäden führen, denn sie beenden das Knochenwachstum.
- Auf der psychischen Ebene kann sich langfristig Antriebslosigkeit bis hin zu Depressionen einstellen, vor allem nach dem Absetzen des Mittels.
- Durch die herabgesetzte Reizschwelle kann es zu aggressivem Verhalten bis hin zu Gewaltausbrüchen (auch zu sexueller Gewalt) kommen.

Grundsätzlich können Anabolika zu einer, meist psychischen, Abhängigkeit führen. Übrigens: Setzt man das Mittel wieder ab, schrumpfen die Muskeln ziemlich schnell wieder auf Normalmaß.

Diuretika: Wasser marsch

Diese Mittel führen nicht unmittelbar zu einer erhöhten Leistungsfähigkeit, sondern vielmehr zu einem verringerten Gewicht. Diuretika sind entwässernde, harntreibende Substanzen, die auf diese Weise einen kurzfristigen Gewichtsverlust bewirken.

Welchen Sinn hat der Wasserverlust?

Beim Ringen oder Judo darf der Sportler ein festgelegtes Gewicht nicht überschreiten, um beim Wettkampf in einer bestimmten Gewichtsklasse starten zu können. Diuretika machen es möglich, sich durch Verlust von bis zu drei Kilogramm in eine niedrigere Gewichtsklasse zu mogeln. Zwischen dem prüfenden Wiegen und dem Wettkampf füllt der Sportler seine Wasserreserven dann wieder auf und verschafft sich somit einen Vorteil vor den Konkurrenten.
Im Pferderennsport kommt es auf ein sehr leichtes Körpergewicht des Reiters an, und im Bodybuilding soll jeder Muskel gut zu sehen sein, wozu ebenfalls eine Verringerung des Wassergehalts im Körper beiträgt.

FRAGWÜRDIGE VERSCHLEIERUNG

Diuretika werden auch eingesetzt, weil sie den Nachweis anderer Mittel erschweren. Diese Anwendung ist aber etwas aus der Mode gekommen, da der Nachweis der Diuretika selbst große Fortschritte gemacht hat.

Werden bei der Dopingkontrolle Rückstände eines Diuretikums im Körper eines Athleten gefunden, bleibt ihm die Möglichkeit, nachzuweisen, dass er es aufgrund einer medizinischen Indikation einnahm, wie Bluthochdruck oder eine Nierenerkrankung. Diuretika gibt es teils rezeptfrei, teils verschreibungspflichtig in der Apotheke.

Dürrealarm im Körper

Der Einsatz der Mittel hat Folgen für den Körper: Mit dem Wasser verliert er Mineralien, was die Nieren schädigen kann. Außerdem kann es zu Muskelkrämpfen, Störungen von Magen und Darm sowie Kreislaufstörungen kommen. Eine medizinisch nötige Einnahme muss ärztlich begleitet werden. Zum gesunden und nachhaltigen Abnehmen sind Diuretika nicht geeignet.

TIPP

NATÜRLICHE DIURETIKA

Für die sanfte Entwässerung bei Hitze oder für die Frühjahrskur stellt uns die Natur eine Auswahl an Teekräutern mit zusätzlichen Gesundheitswirkungen zur Verfügung, wie Brennnessel, Ackerschachtelhalm, Löwenzahn oder Goldrute (Teezubereitung und -dosierung ▸ **siehe Seite 47**, Buchtipps zu Heilpflanzen ▸ **siehe Seite 122**).

Narkotika: hoch riskante Schmerzlöser

Unter diesen Begriff fallen verschiedene Gruppen von Substanzen, unter anderem gehören die folgenden dazu:

- **Sedativa:** Sie haben eine dämpfende Wirkung auf das zentrale Nervensystem und wirken somit beruhigend, angstlösend und muskelentspannend. Hier sind vor allem die Benzodiazepine zu nennen. Diese in der Psychiatrie gebräuchlichen Mittel verlangsamen als Nebenwirkung gefährlich die Reaktionszeit, zum Beispiel beim Autofahren. Ihr Abhängigkeitspotenzial ist hoch, ebenso die Missbrauchsquote – auch außerhalb des Sports. Benzodiazepine sind rezeptpflichtig, je nach Art der Verschreibung fallen sie in Deutschland unter das Betäubungsmittelgesetz.
- **Analgetika:** Die Schmerzmittel umfassen zum einen Opioide wie Heroin und Methadon, die aus Schlafmohn oder komplett synthetisch gewonnen werden, außerdem Cannabinoide aus der Hanfpflanze. Die Mittel werden zum Beispiel kurzfristig nach Operationen oder als Dauertherapie bei schweren Erkrankungen wie Krebs verabreicht und unterliegen, streng reguliert, der Rezeptpflicht. Aber auch bis zu einer bestimmten Wirkstoffmenge frei verkäufliche Mittel wie Paracetamol, Ibuprofen oder Diclofenac haben Nebenwirkungen und können abhängig machen.

Ruhige Hand zum hohen Preis

Im Sport werden Narkotika für verschiedene Zwecke missbraucht. Sie finden wegen ihrer beruhigenden Wirkung zum Beispiel in Sportarten wie Golf und beim Sportschießen ihre Anwendung (besonders Sedativa). Bei zu hoher Dosierung können sie zu Ohnmacht und Bewusstseinstrübung führen. Bei der Einnahme von Erkältungsmitteln, die das Opiat Codein enthalten, wird dieses vom Körper zu einem gewissen Teil in Morphin, ein Alkaloid des Opiums, umgewandelt. Morphin ist als Schmerzmittel bei starken und stärksten Schmerzen zugelassen, die Verabreichung ist streng reguliert.

Peptid- und Glykoproteinhormone: »Blutoptimierung«

Zu diesen körpereigenen Eiweißen zählen:

- **Corticotropin (ACTH),** das die Produktion des Stress- und Energiehormons Cortisol in der Nebennierenrinde reguliert. Energiereserven im Körper werden umverteilt, Entzündungsreaktionen werden unterdrückt. Euphorie macht sich breit, was zu völliger Überlastung führen kann.
- **Erythropoetin** ▸ **siehe auch Seite 101** ist maßgeblich verantwortlich für die Bildung von roten Blutkörperchen. Mehr rote Blutkörperchen sorgen für eine bessere Sauerstoffversorgung im Körper. Das steigert die Ausdauer, etwa beim Radfahren, Langstreckenlauf oder Skisport. Die Ge-

fahren dabei: Die Fließeigenschaften des Blutes verändern sich, es besteht das Risiko von Bluthochdruck, einer Verstopfung von Gefäßen und in der Folge einem Infarkt oder Schlaganfall.

- **Wachstumshormon (HGH, Human Growth Hormone)** hat ähnliche Effekte wie Anabolika ▸ siehe ab Seite 17. Zu den Risiken gehören unnatürliches Wachstum von Knochen und Organen sowie eine erhöhte Neigung zum Herzinfarkt.

Stimulanzien: gemischte (Hoch-)Gefühle

Stimulanzien, auch als Aufputschmittel bekannt, haben eine anregende Wirkung auf den Organismus. Zu dieser Gruppe sehr unterschiedlicher Stoffe zählen zum Beispiel Amphetamine, Kokain oder Ecstasy, aber auch Koffein, Ephedrin (der pflanzliche Wirkstoff ist oft in Hustensaft enthalten) oder THC (Tetrahydrocannabinol, das für den Cannabis-Rausch verantwortlich ist). All diesen Mitteln, die auch gern in diversen Kombinationen angewandt werden, ist eines gemein: Sie erhöhen die Konzentration, machen wacher und wachsamer und haben erhöhte Risikobereitschaft, gesteigerte motorische Aktivität, ein Hochgefühl und eine erhöhte Schmerzgrenze zur Folge. Manche von ihnen besitzen eine ähnliche Struktur wie unsere Aktivitätshormone Adrenalin oder Noradrenalin ▸ siehe Seite 94.

Stimulanzien wirken vor allem auf das zentrale Nervensystem und kommen oft bei Sportarten zum Einsatz, die Ausdauer erfordern. Körpereigene Reserven werden unter Einnahme dieser Mittel verbraucht, ohne dass wir es mitbekommen. Zu den möglichen Neben- und Nachwirkungen gehören daher alle Symptome von Stress: Aggressivität, schwere Erschöpfungszustände bis hin zum Zusammenbruch, Herzrhythmusstörungen, Hirnstörungen, Kreislaufversagen – bis zum Tod. So erlitt etwa Tom Simpson, gefeierter britischer Radprofi, bei der Tour de France 1967 schwer dehydriert einen Herzstillstand. Er starb noch am Straßenrand am »Schicksalsberg« Mont Ventoux. In seinem Blut fand man eine Mischung aus Amphetamin und Alkohol …

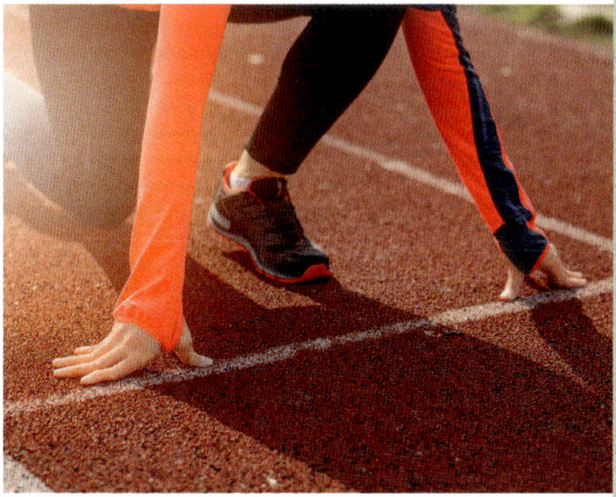

Gerade bei Ausdauerwettkämpfen sind nicht selten Stimulanzien mit am Start.

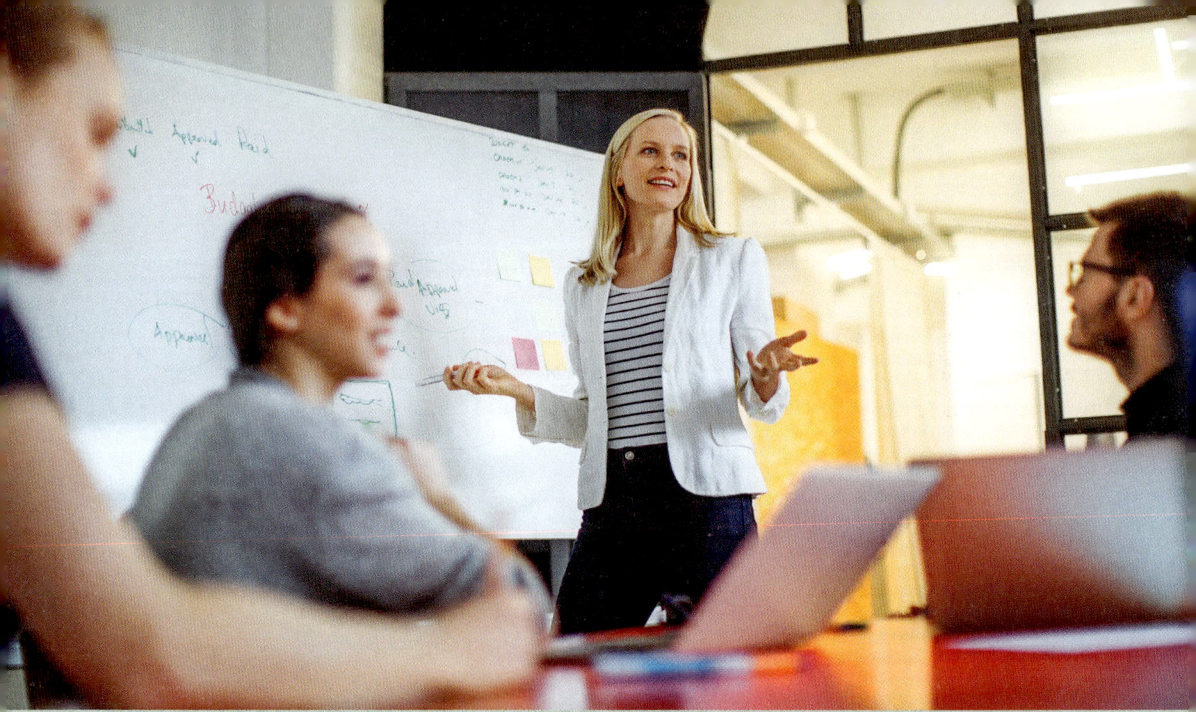

PHARMAKOLOGISCHES NEUROENHANCEMENT

Von Hirndoping oder Neuroenhancement (engl. enhancement = Verbesserung, Steigerung) spricht man, wenn ohne medizinische Notwendigkeit Mittel für mehr geistige Leistungsfähigkeit, mehr Konzentration und Merkfähigkeit, ein geringeres Schlafbedürfnis sowie als Wachmacher eingenommen werden oder um Stimmungsschwankungen auszugleichen. Der Begriff »Hirndoping« bezeichnet die Einnahme verschreibungspflichtiger beziehungsweise illegaler Mittel, die Begriffe sind nicht genau getrennt.

Die Familie der Neuroenhancer ist groß, es gibt unbedenkliche wie Kaffee oder Ginkgo bis hin zu suchterzeugenden, illegalen Drogen wie Kokain. In die Kategorie des Pharmakologischen Neuroenhancement fallen verschreibungspflichtige Medikamente, die vielfach unerlaubterweise ohne medizinische Indikation eingenommen werden.

Unser altmodisches Gehirn

Die Zeit, in der wir leben, wird von vielen als anstrengend empfunden. Die Erwartungen an uns sind immens. Wenn wir meinen, dass wir doch ganz gut zurechtkommen, haben wir unser Gehirn noch nicht gefragt! Unsere Steuerzentrale macht nur ungefähr zwei Prozent des Körpergewichts aus, fordert aber rund 20 Prozent der Sauerstoff- und Energiezufuhr. Schließlich muss das Gehirn unsere Sinneswahrnehmungen verarbeiten und ist für unsere Gefühle zuständig, es muss das Gedächtnis organisieren, die Bewegungen koordinieren, den Appetit und den Schlaf-wach-Rhythmus regeln und vieles mehr. Dies sind seine natürlichen Aufgaben, da bräuchte es eigentlich nicht auch noch blinkende Lichtlein, schrillende Telefone – und vor allem nicht die Anforderung, hundert Dinge gleichzeitig zu tun. Denn das Gehirn ist eben nicht multitaskingfähig, ob weiblich oder männlich. Vielmehr hüpft unsere Aufmerksamkeit blitzschnell zwischen den Aufgaben und Sinneseindrücken hin und her. Dies ist einer der Gründe, weshalb viele ständig erschöpft, müde und unkonzentriert sind, Versagensängste, Panikattacken oder Minderwertigkeitsgefühle haben. Andere können nicht mehr schlafen, sind ständig auf dem Sprung, machen alles gleichzeitig und entsprechend viele Fehler. Immer mehr Menschen klagen über psychische Störungen wie Depression oder Burnout, und immer mehr suchen Unterstützung durch Medikamente. Auf den ersten Blick scheint es da eine super Idee zu sein, mit kleinen Tabletten Großes zu bewirken. So klappen Prüfung, Meeting, Alltag wie im Schlaf. Wir sind rund um die Uhr kreativ und können nächtelang durchfeiern. Doch die meisten dieser Medikamente greifen gefährlich in den fein abgestimmten Stoffwechsel unseres Gehirns ein. Dass es auch anders geht, erfahren Sie im Praxisteil dieses Buches. Denn natürliches Gehirndoping und -training tut gut, macht Spaß und eröffnet faszinierende neue Möglichkeiten.

INFO

SMART MIT PHONE?

Eine Schweizer Studie von 2015 untersuchte, wie Fingerberührungen am Smartphone die Großhirnrinde verändern, die am weitesten entwickelte Gehirnregion, in der unter anderen Sinneswahrnehmung und Bewegung organisiert werden. Die Forscher stellten bei Smartphonebenutzern eine deutlich veränderte Aktivität fest. Unser Gehirn kann also nicht nur technische Geräte ersinnen, es wird auch von ihnen verändert. Ob sich unsere Stressresistenz der digitalen Entwicklung anpasst, muss sich noch zeigen.

Hirndoping: Was geht?

Knapp eine Million Berufstätige dopen sich regelmäßig laut dem bereits auf Seite 11 erwähnten DAK-Gesundheitsreport 2015. Bei diesem Thema haben viele gleich das Bild vom gestressten Topmanager vor Augen, der im Hinterzimmer schnell eine »Line« Kokain durch die Nase zieht, um trotz völliger Erschöpfung hellwach zu sein. Natürlich gibt es das nicht nur im Kino, zum Kreis der Hirndoper zählen laut der DAK-Studie aber vor allem Menschen mit unsicheren beziehungsweise schlecht bezahlten, monotonen Jobs. Vor allem Stress und Leistungsdruck sind die Auslöser für den Griff zur Pille. Männer und Frauen haben unterschiedliche Nutzungsverhalten: Männer nutzen die Mittel eher vor anstehenden Präsentationen oder wichtigen Meetings. Außerdem, weil man nach der Arbeit noch fit für Freizeit, Sport und Familie sein möchte. Männer nehmen also eher anregende Mittel, die sie wach und leistungsfähig halten. Frauen setzen eher Mittel zur Stimmungsaufhellung, zum Abbau von Nervosität und Ängsten ein. Aber woher beziehen die Konsumenten diese Mittel? Laut dem DAK-Gesundheitsreport bekommen über die Hälfte sie vom Arzt verschrieben, jeder Siebte bekommt sie von Freunden oder Familienangehörigen, und jeder Zwölfte bestellt sie kurzerhand im Internet – rezeptfrei aus dem Ausland. Doch dabei lauert, zusätzlich zu den bekannten Nebenwirkungen, die Gefahr, an Medikamentenfälschungen zu geraten, deren Risiken gegenüber denen der Originalmedikamente noch einmal erhöht sind.

Das haben wir davon

Haben die Mittel auch Chancen für den Nutzer? Experten nehmen uns die Illusion: Die Medikamente zeigen oft nur kurzfristig den gewünschten Effekt, die Nebenwirkungen sind beträchtlich. Mit Herzrhythmusstörungen, Kopfschmerzen, Schwindel, Schlafstörungen, Nervosität und anderem haben sie all die unangenehmen Zustände im Gepäck, die wir eigentlich bekämpfen wollen. Umfragen in Deutschland zeigen, dass die Akzeptanz von Hirndoping wesentlich höher ist, wenn keine Nebenwirkungen zu befürchten sind und die Mittel legal sind. Wenn Sie ebenfalls so denken, werden Sie in diesem Buch bei den Pflanzen und Nahrungsmitteln ab Seite 52 und bei den weiteren Tipps und Übungen ab Seite 92 fündig.

**»Lernen, ohne zu denken,
ist eitel,
denken, ohne zu lernen,
ist gefährlich.«**

KONFUZIUS

Häufig verwendete Mittel

Beim Hirndoping haben wir es vor allem mit sogenannten Psychostimulanzien oder Psychopharmaka zu tun. Sie sollen Lücken in den natürlichen Abläufen füllen.
Unsere körpereigenen Neurotransmitter wie zum Beispiel Acetylcholin, Serotonin, Dopamin oder Noradrenalin ▸ **siehe ab Seite 92** haben die Aufgabe, zum richtigen Zeitpunkt in angemessener Menge an dem passenden Ort in unserem Gehirn zu sein, damit es gut funktioniert und wir uns wohlfühlen. Wenn es an einer Stelle in dem feinen System zu einem Fehler kommt, können Medikamente diesen manchmal beheben. Allerdings belegen einige Studien, dass es kaum wirkungsvolle Präparate gibt, die unsere kognitive Leistungsfähigkeit langfristig erhöhen können. Auch Substanzen, die unsere Stimmung dauerhaft heben sollen, sind bei Gesunden längst nicht so wirkungsvoll wie erhofft.

Auf und ab im Dopingkarussell

Ist man einmal ins Hirndoping mit künstlichen Mitteln eingestiegen, bleibt es meist nicht bei einem einzigen Präparat: Tagsüber sind wir müde und brauchen Wachmacher, um den Anforderungen gewachsen zu sein, den Tag zu überstehen und auch noch erfolgreich und effektiv arbeiten zu können. Kommen wir dann nach Hause, sind wir aufgedreht und finden keine Ruhe und Entspannung. Wir greifen zu Schlafmitteln, die uns am nächsten Tag wieder zwingen, etwas gegen unsere Müdigkeit zu unternehmen … Sehr schnell geraten wir auf diese Weise in einen Teufelskreis aus Pillen, aus dem wir nur schwer wieder herausfinden. Wir können nicht mehr frei über unseren Konsum entscheiden, sondern sind in eine vor allem psychische Abhängigkeit geraten.
Das Internet ist voll von Möglichkeiten, legale und illegale Mittel zum Dopen zu kaufen. Alle die im Folgenden beschriebenen Medikamente sind verschreibungspflichtig, ihre Abgabe ohne ein ärztliches Rezept ist also rechtswidrig.

Antidementiva

Ursprünglich wurden sie für Patienten mit Alzheimer-Demenz entwickelt, doch immer mehr gesunde Menschen erhoffen sich von Antidementiva ein verbessertes Gedächtnis. Es gibt zwei Wirkmechanismen. Während die einen Mittel ein Enzym blockieren, das Acetylcholin ▸ **siehe Seite 93** abbaut, wirken die anderen der demenzfördernden erhöhten Konzentration des Neurotransmitters Glutamat im Gehirn entgegen. Die Nebenwirkungen reichen von Kopfschmerzen, Erbrechen und Übelkeit über Schlafstörungen bis hin zu Halluzinationen (selten).
Eine natürliche, nebenwirkungsarme und nicht abhängig machende Alternative zu den synthetischen Präparaten sind die Blätter des Ginkgo-Baumes oder daraus hergestellte Präparate ▸ **siehe Seite 54**.

Antidepressiva

Die Idee der Wirksamkeit von Antidepressiva bei Gesunden hält sich hartnäckig. Auch hier gibt es unterschiedliche Wirkmechanismen, aber die Aufgabe der Mittel besteht immer darin, die Stimmung zu verbessern, den Antrieb zu erhöhen und die Lethargie zu beseitigen, sodass von einer Depression sowie von anderen psychischen Störungen Betroffene besser durch den Tag kommen. Mit dieser Absicht werden sie auch von Gesunden genutzt. Auch hier sind die Nebenwirkungen beträchtlich, sie reichen von Schwindelgefühlen, Blutdruckschwankungen und Schlafstörungen bis zu Verdauungsstörungen. Auch für eine ausgeglichene Stimmung gibt es dabei zahlreiche natürliche Mittel und Methoden.

Betablocker

Betablocker sollen die Wirkung der körpereigenen Hormone Adrenalin und Noradrenalin ▸ siehe Seite 94 hemmen, die im Zuge der Stressreaktion ausgeschüttet werden. Die Medikamente kommen in der Behandlung von Herz-Kreislauf-Erkrankungen zum Einsatz. Die Ruhefrequenz des Herzens und der Blutdruck werden mithilfe dieser Medikamente gesenkt. Im Rahmen von Hirndoping werden Betablocker eingenommen, um Aufregung, Lampenfieber oder Nervosität zu lindern. Als Nebenwirkungen können sie ihrerseits Herz-Kreislauf-Beschwerden hervorrufen, außerdem kann ihre Einnahme müde und depressiv machen, Asthma, Erektionsstörungen sowie Schuppenflechte zur Folge haben. Auch gibt es einige Kontraindikationen und gefährliche Wechselwirkungen mit anderen Medikamenten. Sie finden in diesem Buch als Alternative natürliche, nebenwirkungsfreie Mittel und Methoden, die beruhigend und entspannend wirken.

Psychostimulanzien

Dieser Begriff umfasst eine große, heterogene Gruppe von Substanzen, die anregend und aufputschend wirken und die zahlreiche Überschneidungen mit den im Doping von Sportlern verwendeten Aufputschmitteln haben ▸ siehe Seite 21. Dazu gehören zum Beispiel Methylphenidat ▸ siehe Seite 14, die stark persönlichkeitsverändernden Amphetamine (»Speed«), die »Partydroge« Ecstasy (3,4-Methylendioxy-N-methylamphetamin, MDMA), Kokain, Nikotin sowie Modafinil, das in der Medizin bei einer seltenen Schlafkrankheit, bei Erschöpfungssyndrom oder Tagesmüdigkeit eingesetzt wird sowie bei Menschen mit dem sogenannten Schichtarbeitersyndrom. Bei Gesunden kann es zeitweise akuten Schlafmangel kompensieren und helfen, länger wach und leistungsfähig zu sein. Mögliche Nebenwirkungen sind Schwindelgefühle, Kopfweh und Übelkeit. Forschungen zu Langzeitfolgen stehen aus. Die Natur bietet uns zahlreiche nebenwirkungsarme Alternativen zur Anregung und Steigerung der geistigen Leistungsfähigkeit.

GUTE LAUNE ZUM EINNEHMEN?

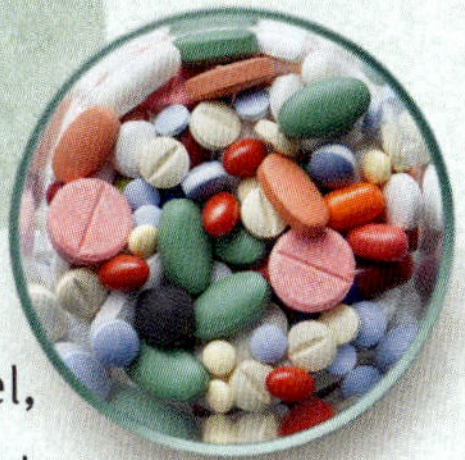

Stärkendes Lebensmittel, Nahrungsergänzungsmittel, Medikament oder Droge? Die Übergänge sind fließend.

Sogenannte Happy Pills (antidepressiv wirkende Substanzen) und Smart Drugs (Mittel zur Erhöhung der kognitiven Leistungsfähigkeit) – machen sie uns tatsächlich glücklicher, wacher und schlauer?
Die Begriffe sind sehr unscharf definiert, man ordnet sowohl Medikamente und andere chemische Substanzen mit allen zugehörigen Nebenwirkungen in diese Kategorien ein als auch Pflanzen wie Kaffee, Johanniskraut und Ginkgo sowie Nahrungsmittel, die zum Beispiel Omega-3-Fettsäuren enthalten ▸ **siehe Seite 79, 55, 54, 34.**
Jeden Morgen eine Tasse Kaffee zu genießen und dank Koffein wach und fit in den Tag zu starten, ist eine wunderbare, unbedenkliche Sache. Holen wir uns jedoch den ganzen Tag mit wenig Genuss und nur, um wach zu bleiben, eine Tasse Kaffee nach der anderen vom Automaten im Flur des Bürohauses, nähern wir uns der Abhängigkeit von der Droge Koffein. Nehmen wir uns nicht einmal mehr die Zeit, den Kaffee zu trinken, sondern greifen wir gleich zur Koffeintablette, hat das mit Kaffeekultur, Gesundheit und Genuss rein gar nichts mehr zu tun.

ZAUBERTRANK ODER ZUCKERWASSER?

Die Hersteller sogenannter Energizer haben das Bedürfnis nach dem schnellen Kick erkannt. Viele Menschen schütten zum Beispiel künstlich bunte, oft gar nicht billige Flüssigkeiten mit Koffein, Unmengen an Zucker und »Zauberstoffen« wie synthetischem Taurin in sich hinein. Taurin erhöht die Kalziumzufuhr in den Zellen, was tatsächlich kurzfristig anregend wirkt. Doch auf lange Sicht fühlen wir uns beschwert statt beflügelt, vor allem wenn wir die süßen Brausen auch noch mit Alkohol mischen. Die unmittelbare Wirkung ist ohnehin viel mehr auf den hohen Zuckergehalt zurückzuführen: Der süße Geschmack stimuliert das Belohnungssystem im Gehirn, anregendes Dopamin wird freigesetzt, der Blutzucker schnellt in die Höhe – bis bald darauf das große Energieloch kommt. Auch Taurintabletten, genau wie viele andere Pillen für den schnellen Kick, haben unberechenbare, zu wenig erforschte (Neben-)Wirkungen.
Taurin kommt übrigens in natürlicher, ausgewogen »dosierter« Form in Milch, Fleisch, Leber und Meeresfrüchten vor.

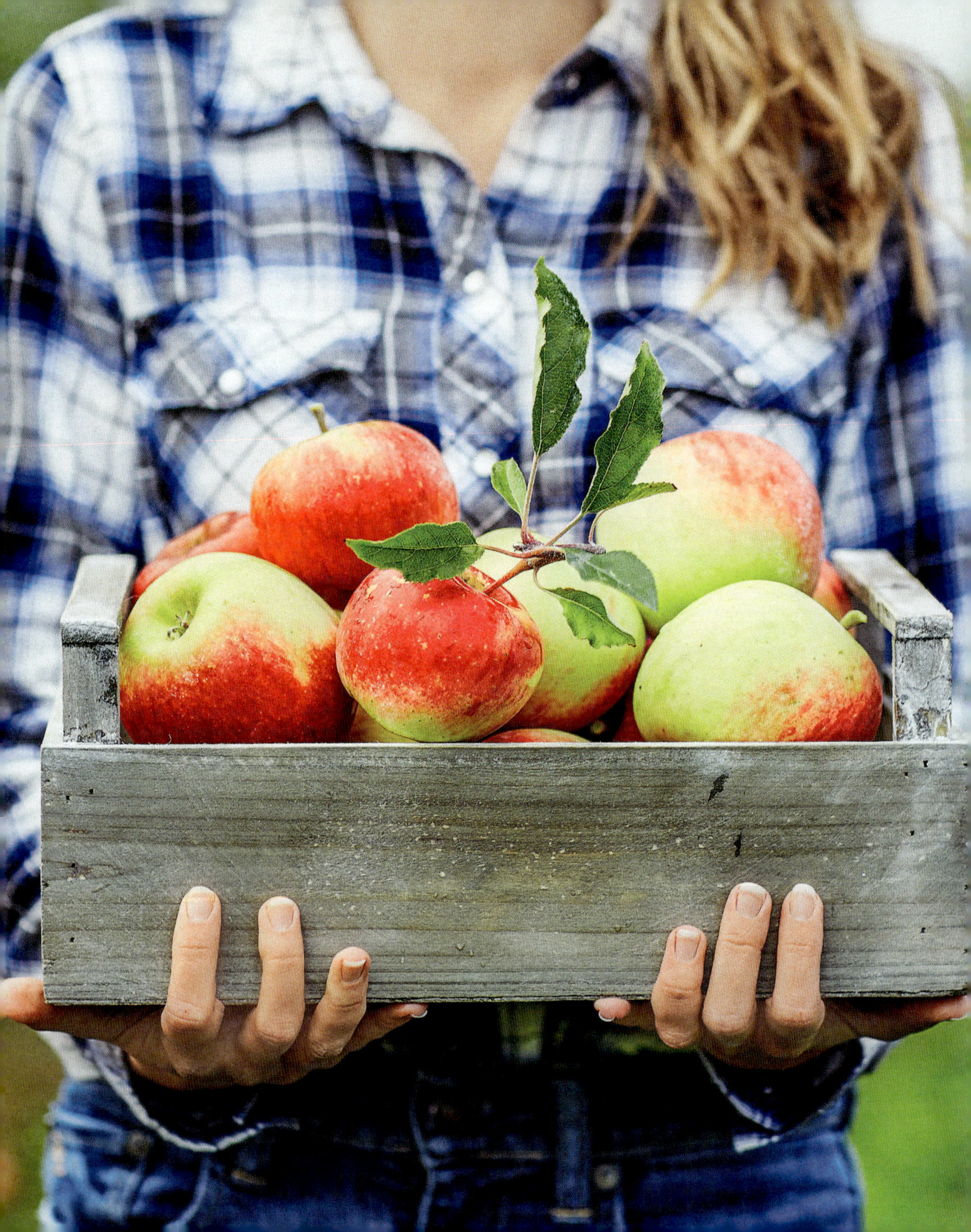

DOPING AUS DER NATUR

ALLERLEI MITTEL ZUR LEISTUNGSSTEIGERUNG FINDET MAN VIELLEICHT IM ARZNEISCHRANK – DIE RICHTIG GUTEN BEKOMMEN SIE ABER JEDERZEIT IN DER BESTSORTIERTEN APOTHEKE DER WELT: DER NATUR.

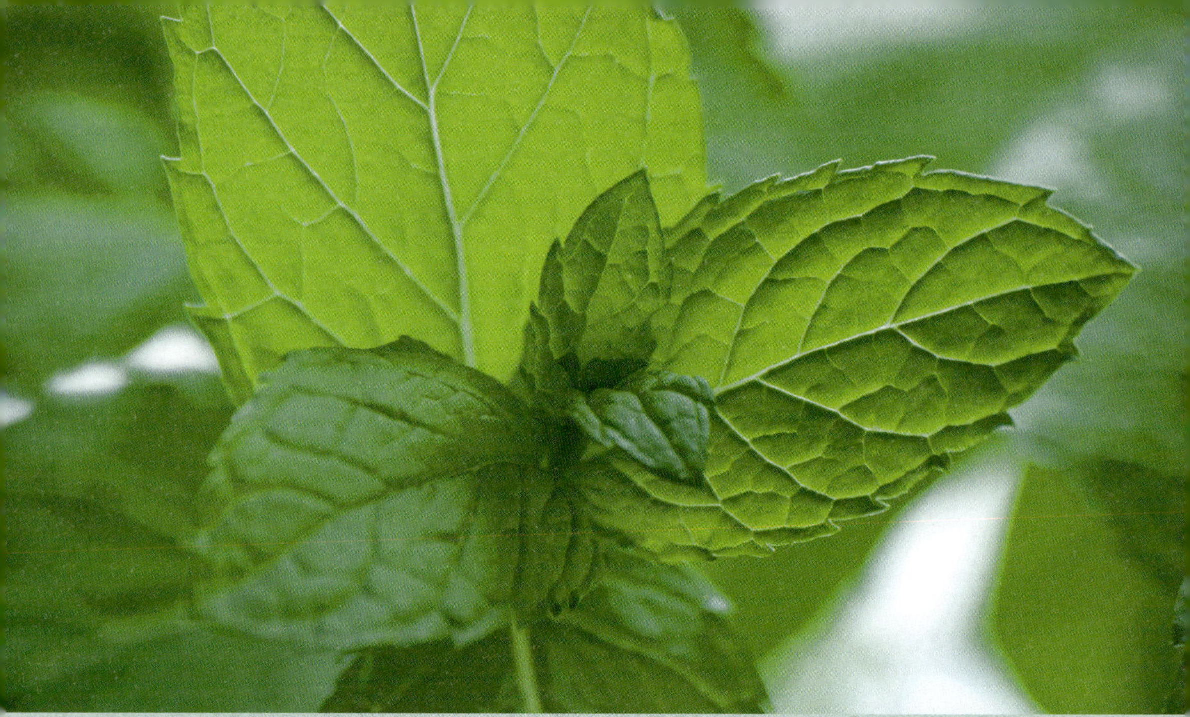

POWERSTOFFE AUS FELD, WALD UND WIESE

Doping kommt Ihnen nicht ins Haus? Schauen Sie mal in Ihre Vorratskammer! Die Natur stellt uns viele Pflanzen und Nahrungsmittel zur Verfügung, die helfen, unser Leistungsvermögen zu steigern, uns wohlzufühlen und Muskeln aufzubauen. Viele Inhaltsstoffe wirken als Antioxidanzien: Sie schützen unsere Zellen vor den gefährlichen freien Sauerstoffradikalen, somit vor oxidativem Stress und vorzeitiger Alterung.

Lesen Sie nun, was an »Kraftstoffen« in unseren Nahrungs- und Heilmitteln steckt – generell und besonders in den ab Seite 52 vorgestellten. Unter »Empfehlung« finden Sie jeweils die von der DGE (Deutsche Gesellschaft für Ernährung) angegebenen Richtwerte für erwachsene Männer und (nicht schwangere, nicht stillende) Frauen. Auf Seite 122 finden Sie einen Buchtipp zu einer umfassenden Nährstofftabelle.

Kraftfutter mit Kalorien: Makronährstoffe

Damit unser Lebensmotor läuft, brauchen wir zunächst energiereiche, also kalorienliefernde Stoffe: Kohlenhydrate, Fette und Proteine (Eiweiße). Welche Rolle spielen sie jeweils für unsere Leistungsfähigkeit?

Kohlenhydrate (Zucker)

Die Kekse in der Schreibtischschublade, der Kaffee-Zucker-Kick am Nachmittag, der Riesenteller Spaghetti zur Belohnung nach einem anstrengenden Tag: Die aufputschende oder zufrieden machende Wirkung von Kohlenhydraten kennt jeder. Es wird vermehrt Serotonin ▸ **siehe Seite 100** ausgeschüttet, das Stressresistenz und Laune hebt.
Kohlenhydrate sind wichtige Energielieferanten und -reserven (in Form von Glukose im Blut und der Speicherform Glykogen in der Leber). Fast alle Bereiche des Körpers benötigen Kohlenhydrate, allen voran das Gehirn: Es ruft am lautesten nach Glukose. Fehlt es ihm daran, steuert es die Hand mit Macht in die Gummibärchentüte.
Der Körper kann Glukose übrigens auch aus Fetten und Proteinen gewinnen. Ein Zuviel an Glukosemolekülen, die im Blut unterwegs sind, wird vom Schlüsselhormon Insulin in die Fettzellen geschleust. Direkt nach einer körperlichen Anstrengung kann der Körper Kohlenhydrate aus der Nahrung aber gut für den Muskelaufbau verwenden.
Es gibt Einfach-, Zweifach- und Mehrfachzucker (Monosaccharide wie Glukose und Fruktose, Disaccharide wie Rüben-, Rohr- und Milchzucker, Polysaccharide wie Stärke, Zellulose und Pektine). Je mehr Moleküle eine Zuckerkette hat, desto langsamer wird sie zu Glukose abgebaut und in die Zellen geschleust; desto länger sind wir satt und fit statt müde von der »Blutzuckerachterbahn«. Zudem bringen etwa Karotten, Rispenhirse oder Datteln zwar viel Zucker mit, aber auch wertvolle Mikronährstoffe ▸ **siehe ab Seite 35** und Ballaststoffe – unverdauliche Kohlenhydrate, die nicht nur die Verdauung anregen, sondern auch Diabetes, Darmkrankheiten, Krebserkrankungen … vorzubeugen helfen.
Empfehlung: Über 50 Prozent der Kalorien sollten als Kohlenhydrate aufgenommen werden, und man sollte täglich mindestens 30 Gramm Ballaststoffe zu sich nehmen.

WICHTIG

BRAINFOOD WASSER

Unser Gehirn besteht zu rund 80 Prozent aus Wasser, ihm zuliebe sollten wir rund 2 Liter Wasser am Tag trinken. Wassermangel lässt Zellfortsätze der Nervenzellen schrumpfen, die Folge: eine verringerte Aufnahmefähigkeit der Gehirnzellen für Informationen, sinkende Leistungsfähigkeit.

TIPP

FIT OHNE FLEISCH, EI UND MILCH

Veganer sollten ihren Eiweißbedarf über eine abwechslungsreiche Ernährung decken, da kaum ein pflanzliches Lebensmittel alle essenziellen Aminosäuren in idealer Kombination enthält. Genießen Sie oft Hanfnüsse, Pilze, Linsen, Bohnen und Bio-Tofu, Erbsen, Kichererbsen, Speisen mit naturreinem Lupinenmehl, Nüsse, Getreide und Getreideartiges wie Hirse und Buchweizen. Schlemmen Sie zum Beispiel Müsli mit Vollkornflocken, Nüssen, Hanfnüssen und Sojamilch, Vollkornbrot mit Hummus, »Chili sin carne« mit Bohnen und Mais.

Proteine (Eiweiß)

Eiweiß besteht aus Aminosäuren, normalerweise Verbindungen aus Wasserstoff-, Kohlenstoff-, Sauerstoff- und Stickstoffatomen. Es gibt Hunderte von Aminosäuren, jedoch nutzt der menschliche Körper nur zwanzig. Einige davon kann er selbst herstellen, andere sind essenziell, das heißt, wir müssen sie über die Nahrung aufnehmen. Eiweiße sind an vielen lebenswichtigen Prozessen beteiligt: Sie dienen dem Zellaufbau, der Zellregeneration, als Speicher, Transporter und »Körperpolizei« bei der Krankheitsabwehr. Auch viele Enzyme, die lebenswichtige Aufgaben im Organismus haben, sind aus Proteinen aufgebaut, ebenso Botenstoffe wie Acetylcholin, Serotonin und Noradrenalin ▸ **siehe Seite 93–95**, die unter anderem für Konzentrationsfähigkeit, Gedächtnis, Wachheit und Ausgeglichenheit nötig sind.

Viele Menschen, die Muskeln aufbauen wollen, essen überreichlich Eiweiß. Es kommt aber auf die Wertigkeit der zugeführten Proteine an. Tierisches Eiweiß ist unserem körpereigenen Eiweiß am ähnlichsten und liefert alle essenziellen Aminosäuren. Je besser Eiweiß verwertbar ist, desto weniger müssen wir zu uns nehmen, denn umso effektiver kann unser Körper es als Baustoff nutzen. Dennoch ist es keineswegs wünschenswert, vorwiegend tierische Eiweiße zu essen, zum einen, weil diese oft viel Fett mitliefern, zum anderen, weil proteinreiche pflanzliche Lebensmittel oft noch viele weitere wertvolle Inhaltsstoffe haben. Die höchste Wertigkeit hat eine Kombination aus tierischen und pflanzlichen Lebensmitteln, wie Kartoffeln mit Ei, Käsebrot, Matjes mit Joghurt, Bohnen mit Bio-Steak. Wer Fleisch und Fisch nicht essen mag, kombiniert zu pflanzlichen Nahrungsmitteln fettarme Milch(produkte) und Ei. Apropos Ei(gelb): Es unterstützt das Denkvermögen, denn es enthält Cholin – ein Stoff, den unsere Gehirnzellen lieben.

Empfehlung: Erwachsene sollten täglich 0,8 Gramm Proteine pro Kilogramm ihres Körpergewichts zu sich nehmen.

Fette

Fett hatte lange Zeit einen schlechten Ruf: Dick, krank und dumm sollte es angeblich machen. Später wurde das Feindbild differenzierter: »Ungesättigte Fettsäuren sind hui, gesättigte pfui.« Aber mal von vorn: Fett ist lebenswichtig – für ein funktionierendes Nervensystem, für die Verwertung von Vitaminen, als schützendes Polster für unsere Organe, als Energiereserve und vieles mehr. Chemisch betrachtet sind Fette organische Säuren mit unterschiedlich langen Kohlenwasserstoffketten. Gesättigte und ungesättigte Fettsäuren unterscheiden sich in ihrer chemischen Struktur und haben jeweils andere Wirkungen im Körper.
Die ungesättigten Fettsäuren werden nochmals in einfach und mehrfach ungesättigt untersteilt. Gesättigte und einfach ungesättigte Fettsäuren kann der Körper selbst herstellen. Die mehrfach ungesättigten müssen dagegen über die Nahrung zugeführt werden, sie sind also essenziell. Ein Unterscheidungsmerkmal, ob wir es bei einem Fett mit mehr gesättigten oder mehr ungesättigten Fettsäuren zu tun haben, ist der Zustand bei Zimmertemperatur: Je fester das Fett, desto höher der Anteil an gesättigten Fettsäuren.

GESÄTTIGTE FETTSÄUREN

Sie stecken vor allem in tierischen Produkten: Butter, Milch, Käse, Wurst und Fleisch, kaum aber in Fisch. Schon wegen des Fettgehalts sollte man hier sparsam sein, auch sind etwa stark verarbeitete Wurstwaren oft sehr ungesund, Joghurtzubereitungen sehr zuckerreich. Gesättigte Fettsäuren sind aber nicht generell »böse«: Sie stellen uns schnell Energie zur Verfügung, dienen als Energiespeicher, schützen unsere Organe, sind wichtig für den Hormonstoffwechsel, den Immunstoffwechsel und für die Organisation genetischer Informationen. Der Körper kann sie jedoch selbst herstellen, sodass eine Zufuhr über die Nahrung eigentlich verzichtbar wäre. Es gibt allerdings einige sehr gesunde Fette, die überwiegend aus gesättigten Fettsäuren bestehen, etwa naturreines Kokosöl und Bio-Butterschmalz.

INFO

TRANSFETTE

Ungesättigte Fettsäuren eignen sich nicht zum Braten bei hoher Temperatur. Durch die Hitze entstehen Transfette, die im Verdacht stehen, die Krebsentstehung zu fördern. Zum Braten geeignet sind zum Beispiel raffiniertes Olivenöl, Butterschmalz, Kokosfett oder Sonnenblumenöl. Transfette stecken auch in Pommes, Chips, Fastfood, manchen Margarinen und Nuss-Nougat-Cremes. In der Zutatenliste weist der Begriff »(teilweise) gehärtete Fette« auf sie hin.

UNGESÄTTIGTE FETTSÄUREN

Sie sollten vermehrt auf dem Speiseplan stehen. Gute Quellen sind hochwertige Pflanzenöle wie kaltgepresstes Olivenöl, Avocado, Getreide, Kartoffeln, Nüsse sowie fettreiche Fische. Ungesättigte Fettsäuren kann unser Körper nur teilweise selbst herstellen. Sie sind überaus wichtig für die Gehirnfunktion, wirken entzündungshemmend, sind unentbehrlich in der Hormonproduktion, dienen Zellaufbau und Zellteilung. Außerdem wirken sie positiv auf das Herz-Kreislauf-System und den Cholesterinspiegel und vermindern das Risiko für einige Krebsarten.
»Spezialisten« unter den ungesättigten Fettsäuren sind die essenziellen mehrfach ungesättigten Omega-3-Fettsäuren: Das Gehirn benötigt sie dringend, sie sind unter anderem Bestandteil der Zellwände in Gehirn und Auge, unterstützen die Verzweigung der Nervenenden und die Synapsenbildung. So erhöhen sie die Leistungsfähigkeit des Gehirns und schützen seine Zellen, zudem wirken sie stimmungsaufhellend.
Omega-3-Fettsäuren finden wir vor allem in fetten Seefischen wie Makrele, Thunfisch, Lachs, Sardellen, aber auch in Leinöl, Walnussöl oder Rapsöl, zusätzlich in Nüssen, allen voran Walnüsse und Cashewkerne. Zur Not können Sie auch Fischölkapseln verwenden, die in der Apotheke erhältlich sind. Es gibt auch rein pflanzliche Präparate. Viel spricht für ihren Nutzen, die Studienlage dazu ist aber bisher nicht eindeutig.

Von entscheidender Bedeutung ist das Mengenverhältnis von Omega-6- zu Omega-3-Fettsäuren, es sollte bei 2 : 1 bis 5 : 1 liegen, tatsächlich ist es bei den meisten Menschen hierzulande aber 20 : 1. Das liegt unter anderem daran, dass viel Fleisch und Milchprodukte aus Mastbetrieben stammen, deren Tiere vorwiegend Soja und Getreide bekommen. Beide haben einen hohen Omega-6-Anteil. Die ungesättigten Omega-9-Fettsäuren sind ebenfalls sehr wichtig, der Körper kann sie aber selbst herstellen.
Empfehlung: Rund 30 Prozent der täglich aufgenommenen Kalorien sollten aus Fetten stammen. Innerhalb dieser Gruppe sollten Omega-3-Fettsäuren mindestens 0,5 Prozent der Kalorienmenge ausmachen, Omega-6-Fettsäuren zirka 2,5 Prozent.

Olivenöl »extra vergine« sollte in Ihrer Küche einen festen Platz haben.

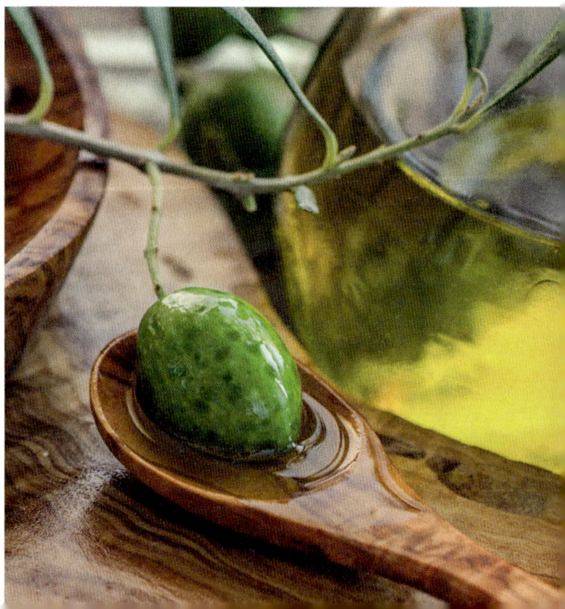

Für die Feinarbeit: Vitamine

Vitamine sind lebenswichtige Mikronährstoffe, fast alle sind essenziell (der Körper kann sie nicht selbst herstellen, wir müssen sie mit der Nahrung aufnehmen). Sie liefern keine Kalorien, sind aber im Stoffwechsel an der Energiegewinnung beteiligt und haben viele weitere Funktionen im Organismus. Es gibt fettlösliche und wasserlösliche Vitamine, Erstere sind mit einer kleinen Fettbeigabe besser verwertbar. Einige nehmen wir als Vorstufen auf – sogenannte Provitamine, die der Körper in die wirksame Form umwandelt. Vitamine sind hitzeempfindlich. Achten Sie auf schonende Zubereitung oder genießen Sie die Nahrungsmittel gleich als Rohkost. Essen Sie außerdem Gemüse und Obst gegebenenfalls möglichst bald nach dem Zerkleinern, da auch die Sauerstoffeinwirkung für Vitaminabbau sorgt.

Vitamin A (Retinol)

Das fettlösliche Vitamin A ist wichtig für die Blutbildung, das Sehen, die Abwehr, beim Aufbau und Erhalt von Knochen und Knorpel sowie möglicherweise bei der Bildung von Testosteron. Es schützt alle Nervenzellen, ob im Gehirn oder in den Gliedmaßen, und hält Haut und Schleimhäute gesund. Carotinoide, die Vorstufe von Vitamin A (Provitamin A), stecken besonders in Kohl, Spinat und Karotten. Tierische Lebensmittel mit viel Vitamin A sind Leber(tran), Butter, Milch, Eier und Fischtran. Schwangere sollten auf Nahrungsergänzungsmittel mit Vitamin A sowie auf Leber(tran) verzichten, da ein Zuviel das Ungeborene schädigen kann. **Empfehlung:** Frauen 0,8 Milligramm, Männer 1 Milligramm täglich.

Vitamin B_1 (Thiamin)

Thiamin wurde im Jahr 1912 als erstes Vitamin entdeckt. Wie alle B-Vitamine ist es wasserlöslich. In seiner wirksamen Form, als Coenzym, ist es an der Energiegewinnung aus Kohlenhydraten und der Synthese von Acetylcholin ▸ **siehe Seite 93** beteiligt, hat also eine wichtige Funktion für Muskeln, Herz und Nerven, insbesondere für Reparatur und Regeneration des Nervensystems. Es stärkt Gedächtnis und Konzentrationsfähigkeit. In nennenswerten Mengen steckt es in Hülsenfrüchten, Vollkorngetreide, Ölsamen wie Sonnenblumenkernen, Hefe sowie in magerem Schweinefleisch und Innereien. **Empfehlung:** Frauen 1 Milligramm, Männer zirka 1,2 Milligramm täglich.

Vitamin B_2 (Riboflavin)

Es ist an der Verarbeitung von Kohlenhydraten, Aminosäuren und Fetten beteiligt und ist wichtig für die Sauerstoffversorgung aller Körperbereiche. Es steckt in Hefe, Vollkorn, Getreidekeimlingen, Brokkoli, Spargel, Spinat, Leber, Milch und Käse. **Empfehlung:** Frauen zirka 1,1 Milligramm, Männer zirka 1,4 Milligramm täglich.

Vitamin B_3 (Niacin)

Ein wichtiger Baustein verschiedener Coenzyme und dadurch von zentraler Bedeutung für die Energiegewinnung aus Makronährstoffen. Es steckt zum Beispiel in Geflügel, Wild, Fisch, Hülsenfrüchten, Milchprodukten, Eiern und Leber, in Kaffee, Erdnüssen, Cashewkernen, Steinpilzen, Pfifferlingen, Vollkorn, Weizenkleie, Datteln und Aprikosen. Niacin aus tierischen Produkten kann vom Organismus besser verwertet werden. **Empfehlung:** Frauen zirka 12 Milligramm, Männer zirka 15 Milligramm täglich.

Vitamin B_5 (Pantothensäure)

Es ist unverzichtbar für etliche Auf- und Abbauprozesse und den gesamten Energiestoffwechsel, dient unserer Abwehr und ist an der Herstellung von Botenstoffen wie Acetylcholin ▸ **siehe Seite 93** beteiligt. Es steckt zum Beispiel in Innereien, Vollkorn, Avocado, Nüssen, Sonnenblumenkernen, Eiern. **Empfehlung:** 6 Milligramm täglich.

Vitamin B_6 (Pyridoxin)

Pyridoxin ist wichtig für die Widerstandskraft. Wir brauchen es, um Eiweiße in den Körper einzubauen, es hilft beim Fettstoffwechsel, reguliert die Abwehr und hilft Neurotransmitter wie Serotonin, Dopamin und Histamin herzustellen. Gute Quellen sind zum Beispiel Vollkorn, Nüsse und Bananen. **Empfehlung:** Frauen 1,2 Milligramm, Männer zirka 1,5 Milligramm täglich.

Vitamin B_7 (Vitamin H, Biotin)

Bekannt ist es vor allem für seinen stärkenden Einfluss auf Haut und Haare. Aber es wird auch im Stoffwechsel und damit bei der Energiegewinnung benötigt und fördert das Wachstum von Nervengewebe. Wir finden es in Leber, Eigelb, Hefe, Avocado und Soja. **Empfehlung:** 30–60 Mikrogramm täglich.

Vitamin B_{12} (Cobalamin)

Sehr wichtig für die Produktion der roten Blutkörperchen und viele Stoffwechselvorgänge, somit für Sauerstoffversorgung und Energiebereitstellung. Wir brauchen es für den Muskelaufbau und es schützt die Nervenzellen. Wegen seiner herausragenden Bedeutung für körperliche und geistige Leistungsfähigkeit sollten wir uns unbedingt mit genug Vitamin B_{12} versorgen. Es steckt in Innereien, Fleisch, Fisch, Ei und Milchprodukten, in geringen Mengen in pflanzlichen Lebensmitteln wie Hülsenfrüchten, Ingwer, milchsauer eingelegtem Gemüse. Hoffnung geben Forschungen zu Algen ▸ **siehe Seite 67**. **Empfehlung:** 3 Mikrogramm täglich.

Vitamin B_9 (Folsäure)

Unentbehrlich für Zellwachstum und -teilung sowie die Bildung von roten Blutkörperchen und somit für die Sauerstoffversorgung. Viele Stoffwechselvorgänge benötigen Folsäure. Sie schützt vor Herzerkrankungen und Arteriosklerose. Bei einem Mangel sind wir nervös, müde, unser Gedächtnis leidet

und wir schlafen schlecht. Viel Folsäure liefern dunkelgrüne Blattgemüse, Petersilie, Kresse, Möhren, Hülsenfrüchte (vor allem Linsen), Zitrusfrüchte, Brombeeren, Vollkorn, Getreidekeimlinge und -kleie, Kalbs- und Geflügelleber, Eier und Rindfleisch.
Empfehlung: 300 Mikrogramm täglich (bei Kinderwunsch, in Schwangerschaft und Stillzeit gelten erheblich höhere Werte!).

Vitamin C (Ascorbinsäure)

Das wasserlösliche Vitamin stärkt unter anderem die Widerstandskräfte, fördert die Eisenaufnahme ▸ **siehe Seite 38**, ist wichtig für Knochen und Bindegewebe. Es steckt in Gemüse und Obst: in Brokkoli und anderen Kohlarten, Petersilie, Paprika, Zitrusfrüchten, Spinat, Hagebutten, Kiwi, Beerenobst …
Empfehlung: Frauen 95 Milligramm, Männer 110 Milligramm täglich.

Vitamin D (Calciferol)

Das fettlösliche Vitamin ist unverzichtbar für stabile Knochen ▸ **siehe Kalzium, Seite 39**, ausgeglichene Stimmung, starke Muskeln. Der Körper kann es mithilfe des Sonnenlichts selbst herstellen. Um den Bedarf zu decken, müssen wir unsere Haut regelmäßig draußen dem Tageslicht aussetzen. Geringe Mengen können wir über Lebensmittel, etwa Pilze, Fisch, Eier, Käse, aufnehmen.
Empfehlung: 2–4 Mikrogramm täglich über die Nahrung, bei fehlender Sonneneinstrahlung bis zu 20 Mikrogramm.

Vitamin E (Tocopherol)

Die fettlöslichen Substanzen schützen die Zellen vor freien Radikalen, auch die Gehirnnervenzellen, und fördern die Fruchtbarkeit. Vitamin E steckt in Avocado, Pflanzenölen, im (ungekeimten) Weizenkorn.
Empfehlung: Frauen 12 Milligramm, Männer zirka 14 Milligramm täglich.

Vitamin K (Phyllo-/Menachinon)

Die fettlöslichen Stoffe sind nötig für gesunde Knochen, Gefäße und Zellen, korrekte Blutgerinnung, Eiweißstoffwechsel. In: Kohl, Spinat, Schnittlauch, Grüntee, Möhrengrün.
Empfehlung: Frauen 60–65 Milligramm, Männer 70–80 Milligramm täglich.

Getreidekeimlinge sind proppenvoll mit Vitaminen, besonders mit Folsäure.

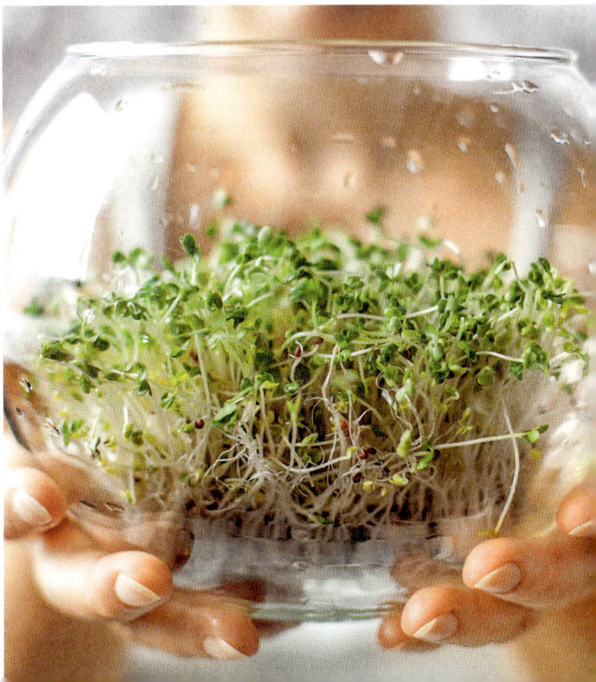

Fitnessprofis im Dauereinsatz: Mineralstoffe

Diese lebensnotwendigen anorganischen Mikronährstoffe sind essenziell, das heißt, unser Organismus kann sie nicht selbst herstellen. Im Unterschied zu den Vitaminen werden sie durch die Einwirkung von Hitze oder Sauerstoff nicht zerstört. Sie können lediglich beim Kochen in die Kochflüssigkeit übergehen, weshalb diese immer mitverzehrt oder weiterverwendet werden sollte.

Eisen

Eisen ist ein Spurenelement, wir brauchen es in sehr kleinen Mengen. Es ist Teil des Muskeleiweißes und wichtig für die Abwehrkräfte. Als Bestandteil des roten Blutfarbstoffs Hämoglobin ist es unverzichtbar für Blutbildung und Sauerstoffversorgung und somit für die Funktion von Muskeln und Gehirn. Die bekanntesten Eisenquellen sind Fleisch, Leber und Eier. Doch auch Vegetarier und Veganer können sich problemlos mit Eisen versorgen, es steckt etwa in Vollkorngetreide, Weizenkeimen, Haferflocken, Quinoa, Fenchel, Spinat, Hülsenfrüchten und Soja, Nüssen, Ölsamen (wie Leinsamen, Kürbiskerne oder Sesam) und Trockenfrüchten wie Datteln und Aprikosen, in Petersilie, Kreuzkümmel und Kurkuma. Vitamin C hilt bei der Aufnahme von pflanzlichem Eisen.
Empfehlung: 10 Milligramm täglich, Frauen während der Menstruation 15 Milligramm.

Magnesium

Wir brauchen diesen Mineralstoff vor allem für gut funktionierende Muskeln, Nerven und insbesondere für das Zusammenspiel von beiden. Außerdem dient Magnesium dem Energiestoffwechsel, der Knochenbildung und der Zellatmung, es fördert die körperliche und psychische Entspannung sowie die Konzentrationsfähigkeit. Viel Magnesium steckt in Vollkornprodukten, Haferflocken, Vollkornreis, grünem Gemüse, Nüssen und Kleie. Auch in vielen Mineralwässern ist der Magnesiumanteil hoch, liegt also bei 100 Milligramm / Liter oder mehr.
Empfehlung: Frauen 300 Milligramm, Männer 350 Milligramm täglich, junge Erwachsene zirka 50 Milligramm mehr.

Kalium

Jede unserer Zellen braucht Kalium, um gut zu funktionieren. Vor allem Nerven- und Muskelzellen sind auf die ausreichende Versorgung mit diesem Mineralstoff angewiesen, denn er spielt eine wichtige Rolle bei der Übertragung der Nervenimpulse, die unsere Bewegungen möglich machen. Außerdem sorgt Kalium für einen stabilen Blutdruck und reguliert das Zellwachstum. Sehr viel Kalium haben zum Beispiel Linsen, Bananen, Datteln, Pilze, Avocado, Grünkohl, Spinat, Fenchel, Kartoffeln, Erbsen, Sojabohnen, Kakao, Nüsse, Trockenfrüchte, Weizenkleie, Heilbutt, Kalbsfilet und Gans.
Empfehlung: 4 000 Milligramm täglich.

Kalzium

Der Mineralstoff unterstützt Fettverbrennung, Muskelaufbau und -funktion. Wir brauchen ihn für ein stabiles Skelettsystem sowie für die korrekte Blutgerinnung. Um Kalzium aufnehmen zu können, braucht der Körper Vitamin D_3, dieses unterstützt die Aufnahme im Darm und den Einbau in den Knochen. Nehmen wir dauerhaft zu wenig Kalzium auf, wird es aus den Knochen freigesetzt, was eine Knocheninstabilität und letztlich Osteoporose begünstigt. Kalzium steckt in Milch(produkten), auch in Käse. Aber auch wer sich vegan ernährt, kann aus dem Vollen schöpfen. Pflanzliches Kalzium gibt es zum Beispiel in Mohn- und Sesamsamen, Mandeln, Haselnüssen, Sojabohnen, Grünkohl, Rucola, Spinat und Brokkoli.
Empfehlung: 1 000 Milligramm täglich.

Natrium

An Natrium mangelt es dem durchschnittlichen, gesunden Deutschen sicherlich nicht. Der Körper braucht den Mineralstoff zur Regulation des Wasserhaushaltes, Natrium unterstützt das Zusammenspiel von Nerven und Muskeln und kümmert sich um einen stabilen Säure-Basen-Haushalt. Sportler haben zwar einen erhöhten Natriumbedarf, doch über Kochsalz (Natriumchlorid) ist er in der Regel mehr als gedeckt. Natrium ist also reichlich in Kochsalz vorhanden sowie in allen Lebensmitteln, die Salz enthalten.
Empfehlung: 1 500 Milligramm täglich.

Phosphor

Gemeinsam mit Kalzium sorgt es für stabile Knochen und Zähne, Phosphor und Kalzium müssen dafür aber in einem günstigen Verhältnis vorhanden sein. Phosphor dient auch der Bereitstellung von Energie, ist wichtig für die Zellgesundheit und hilft, die Säure-Basen-Balance aufrechtzuerhalten.

INFO

WIE NÄHREND SIND NAHRUNGSERGÄNZUNGSMITTEL?

Die Supplementierung von Nährstoffen kann bei krankheits- oder altersbedingten Mangelerscheinungen, in Schwangerschaft und Stillzeit sinnvoll sein. Den Körper damit zu mehr Leistung zu animieren, sehe ich dagegen kritisch. Die Zusammensetzung der Vitamine, Mineralstoffe, Aminosäuren, Fettsäuren, Kohlenhydrate und sonstigen Stoffe in natürlicher Nahrung ist sinnvoll und ausgewogen, sonst hätten Pflanze oder Tier nicht leben können. Die Zusammensetzung der oft teuren Nahrungsergänzungsmittel wird dagegen selten den Ansprüchen des Körpers gerecht. Bei einer abwechslungsreichen, frischen, natürlichen Ernährungsweise sind wir in der Regel mit allem gut versorgt.

Häufig liefert unsere Ernährung zu viel Phosphor und zu wenig Kalzium. Phosphor steckt vor allem in Fleisch, Wurst und Fertigprodukten – es ist also ein Dienst an der Knochengesundheit, diese Lebensmittel zugunsten von kalziumreichen zu reduzieren. **Empfehlung:** 700 Milligramm täglich.

Zink

Wir benötigen das Spurenelement für viele Stoffwechselvorgänge, die unter anderem mit der Regeneration von Körpergewebe befasst sind. Eine weitere wichtige Funktion hat Zink im Immunsystem. Auch Haut und Augen brauchen es. Unseren Bedarf können wir zum Beispiel mit Sonnenblumenkernen, Cashewkernen, Haferflocken, Käse, Soja, Weizen- und Roggenkeimlingen decken. **Empfehlung:** Frauen 7 Milligramm, Männer 10 Milligramm täglich.

INFO

L-CARNITIN

Diese chemische Verbindung kann sowohl vom Körper hergestellt als auch über die Nahrung zugeführt werden. Der isolierte Stoff wird oft als Fatburner und Fitmacher angepriesen. Allerdings ist ein Mangel selten, möglicherweise lässt die körpereigene Produktion bei einer regelmäßigen Zufuhr sogar irgendwann nach. Natürlicherweise steckt L-Carnitin vor allem im Fleisch, in geringen Mengen auch in pflanzlichen Nahrungsmitteln.

Selen

Um Enzyme zu bilden, die freie Radikale unschädlich machen, brauchen wir Selen. Das Spurenelement hilft, giftige Schwermetalle zu binden, und hat eine Aufgabe im Stoffwechsel der Schilddrüse, deren Hormone wichtig für die Leistungsfähigkeit sind. Gute Quellen: Gemüse (Kohlrabi!), Sesam, Paranüsse, Kokosnuss, Pistazien, Steinpilze, Fisch, Leber, Niere, Meeresfrüchte, Milch. **Empfehlung:** Frauen 60 Mikrogramm, Männer 70 Mikrogramm täglich.

Kupfer

Wir brauchen das Spurenelement zur Bildung von roten Blutkörperchen. Es baut mit an den Nervenschutzhüllen, ist wichtig für Zellwachstum und Eiweißstoffwechsel, für Muskeln, Knochen und einige Organe. Kupfer steckt in Nüssen und Vollkorngetreide. **Empfehlung:** 1–1,5 Milligramm täglich.

Mangan

Das Spurenelement ist Teil wichtiger Enzyme, unverzichtbar für Knochen, Knorpel und Bindegewebe sowie die Dopaminherstellung ▸ **siehe Seite 96**. In Haferflocken, Haselnüssen, Sojamehl, grünem Blattgemüse. **Empfehlung:** 2–5 Milligramm täglich.

RANDVOLL MIT GUTEN SACHEN!

Am Beispiel der Roten Bete sehen Sie hier, welche Vielfalt an Nährstoffen in unseren natürlichen Nahrungsmitteln steckt.

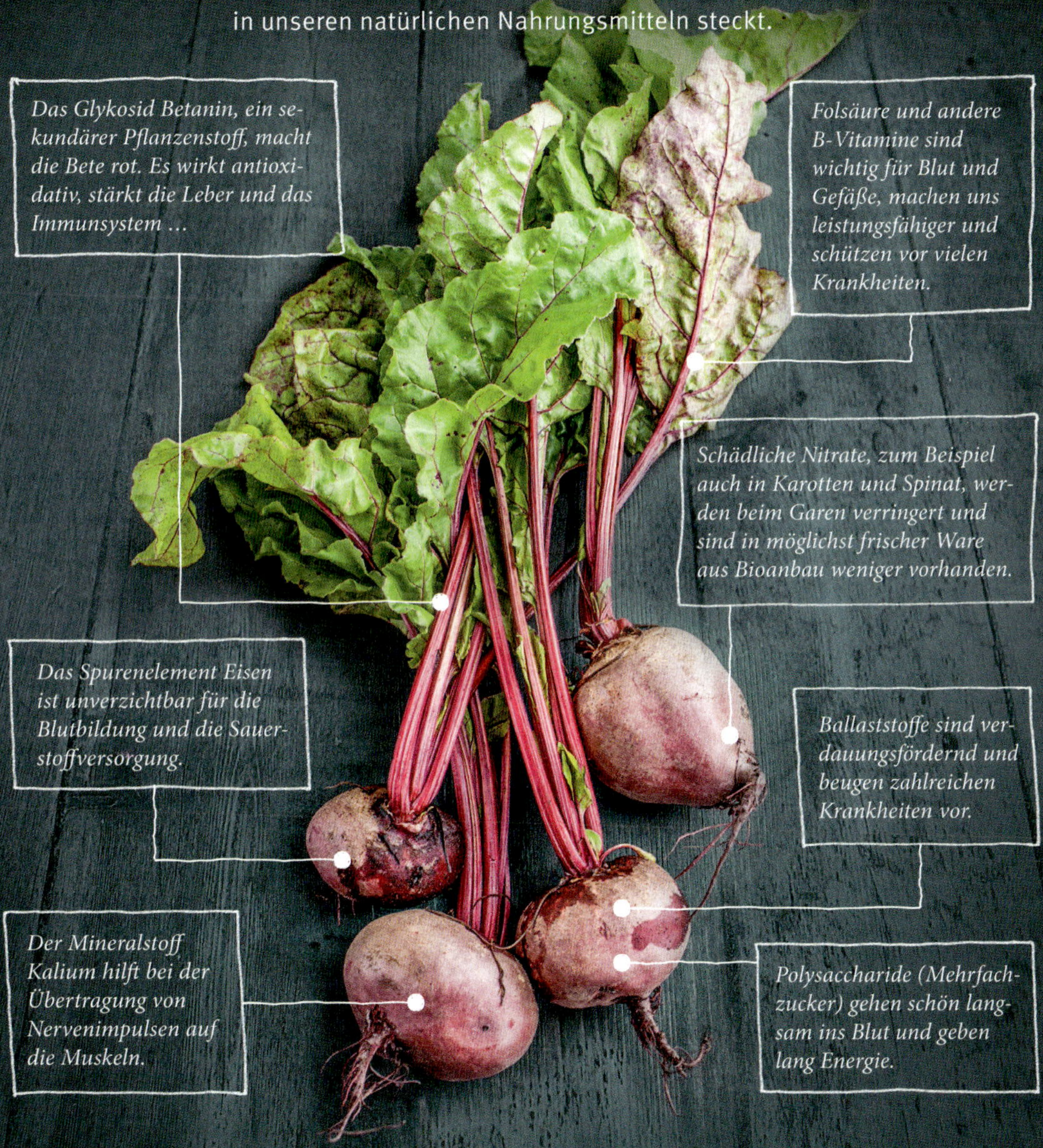

Das Glykosid Betanin, ein sekundärer Pflanzenstoff, macht die Bete rot. Es wirkt antioxidativ, stärkt die Leber und das Immunsystem …
Folsäure und andere B-Vitamine sind wichtig für Blut und Gefäße, machen uns leistungsfähiger und schützen vor vielen Krankheiten.
Schädliche Nitrate, zum Beispiel auch in Karotten und Spinat, werden beim Garen verringert und sind in möglichst frischer Ware aus Bioanbau weniger vorhanden.
Das Spurenelement Eisen ist unverzichtbar für die Blutbildung und die Sauerstoffversorgung.
Ballaststoffe sind verdauungsfördernd und beugen zahlreichen Krankheiten vor.
Der Mineralstoff Kalium hilft bei der Übertragung von Nervenimpulsen auf die Muskeln.
Polysaccharide (Mehrfachzucker) gehen schön langsam ins Blut und geben lang Energie.

All you can dope: sekundäre Pflanzenstoffe und mehr

Die in allen Pflanzen reichlich vorhandenen sekundären Pflanzenstoffe, unter anderem Glykoside, Farbstoffe, Alkaloide, ätherische Öle, Flavone, Terpene, Phenole, Aminosäuren, Phytohormone, Carotinoide, fächern sich in viele Untergruppen und Stoffe auf. Sie sind für uns nicht primär lebensnotwendig, aber wichtig für das Leistungsvermögen und ein langes, gesundes Leben. Die Vielzahl der »Geheimwaffen«, mit denen die Pflanze sich vor Fraßfeinden, Krankheiten, UV-Strahlen schützt, ihren Wasserhaushalt regelt, ihre Struktur festigt und Insekten anlockt, ist noch lange nicht zu Ende erforscht.

INFO

ADAPTOGENE

Seit Jahrzehnten beschäftigt sich die Wissenschaft mit bestimmten Pflanzenstoffen (Flavonoide, Terpene, Polysaccharide ...), die Körper und Psyche dabei helfen, sich erhöhten Anforderungen anzupassen, und uns damit im Alltag und beim Sport unterstützen. Entsprechende Pflanzen sind zum Beispiel Ginseng, Rosenwurz, Taigawurzel, Tulsi und Jiaogulan, die Sie in diesem Buch finden.

Die besonderen Pflanzenstoffe wirken bei uns als Antioxidanzien ▸ **siehe Seite 30**, sind immunanregend, entzündungshemmend, regulieren Verdauung, Cholesterinspiegel, Blutgerinnung, Blutdruck, Blutzucker und haben hormonähnliche Wirkungen. Genaue Werte für den Bedarf anzugeben, ist kaum möglich und auch nicht nötig. Setzen Sie einfach auf eine abwechslungsreiche Ernährung mit viel frischem, farbenfrohem Gemüse und Obst sowie auf Heilpflanzen wie die ab Seite 52 vorgestellten.

Noch mehr Pflanzen-Kraftstoff

- **Chlorophyll:** Der grüne Blattfarbstoff wird nicht zu den sekundären Pflanzenstoffen gezählt, weil er im Gegensatz zu diesen eine lebenswichtige Rolle im Stoffwechsel der Pflanze spielt. Bei uns wirkt er blutbildend, fördert die Wundheilung und die Regeneration nach zu viel Sonneneinstrahlung, erfrischt, stärkt die Lebenskraft.
- **Bitterstoffe:** Sie sind auch in einigen Gruppen sekundärer Pflanzenstoffe zu finden, etwa bei Glykosiden und Alkaloiden. Um in den Genuss ihrer positiven Wirkungen zu kommen, müssen wir sie auf der Zunge schmecken, deshalb nützt es nichts, sie in Form von Tabletten oder Dragees einzunehmen. Bitterstoffe sind wichtig fürs Immunsystem, für Verdauung, Stoffwechsel, Entgiftung und Ausscheidung. Sie sind außerdem an der Aufnahme von Vitamin B_{12} beteiligt. Da sie

TIPP

EIN GANZ BESONDERER STOFF: ASTAXANTHIN

Es gibt über 500 natürliche Carotinoide (fettlösliche orangerote Pigmente), Astaxanthin ist eines davon. Es wird von Algen zum Schutz gegen UV-Strahlung gebildet. Die höchste Konzentration finden wir in der Grünalge *Haematococcus pluvialis*. Kleinkrebse im Plankton (Krill) ernähren sich von ihr, wodurch sie sich rot färben. Die Krebse werden von Lachsen gefressen, die sich damit für Ihre langen Wege stärken. Auch die Rotfärbung von Krabben, Hummern und Flamingos kommt vom Astaxanthin. Es soll zu den wirkungsvollsten Radikalfängern ▸ **siehe Seite 30** gehören und Oxidationsprozessen entgegenwirken, denen wir etwa bei intensiver Muskelarbeit ausgesetzt sind.

Momentan wird Astaxanthin als das stärkste entzündungshemmende Mittel aus der Natur gesehen, es soll Nervensystem und Augen schützen, das Hautbild verbessern, das Immunsystem stärken, Muskelkraft und Leistungsfähigkeit fördern. Es ist unter anderem in fruchtigen Drinks und Krillöl-Kapseln erhältlich.

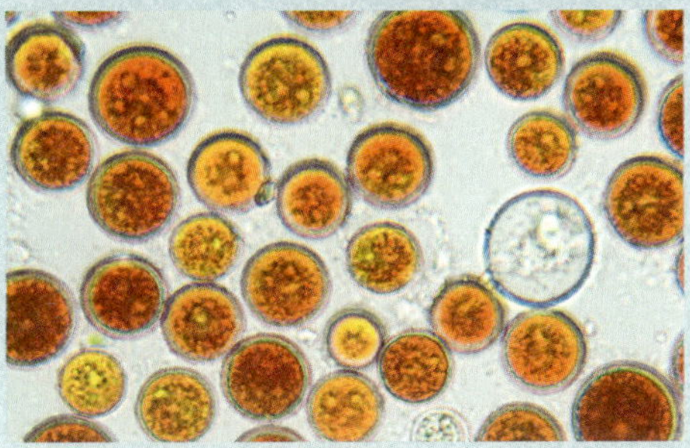

aus vielen Gemüse- und Obstsorten weggezüchtet wurden, sind die meisten Menschen den bitteren Geschmack nicht mehr gewohnt. Es lohnt sich, ihn wiederzuentdecken, etwa in Artischocken, Endivien, Radicchio, Rucola, Chicorée und Grapefruit aus ursprünglichem (Bio-)Anbau.

- **Gerbstoffe:** Diese zusammenziehend (adstringierend) wirkenden Stoffe, etwa in Blaubeeren, Grüntee und vielen Kräutern, festigen Haut und Schleimhäute, wirken entzündungshemmend und schmerzlindernd. Ein Zuviel kann die Aufnahme von Mineralstoffen wie Eisen behindern.
- **Schleimstoffe:** Dies ist eine große Gruppe sogenannter Biopolymere. Sie schützen unter anderem die Darmschleimhaut, unterstützen auf diese Weise die Nährstoffaufnahme und stärken das Immunsystem.
- **Kieselsäure:** Die wasserlösliche Form des Siliziums sorgt für stabile »Hardware«, stärkt Knochen, Haare, Nägel und Zähne.

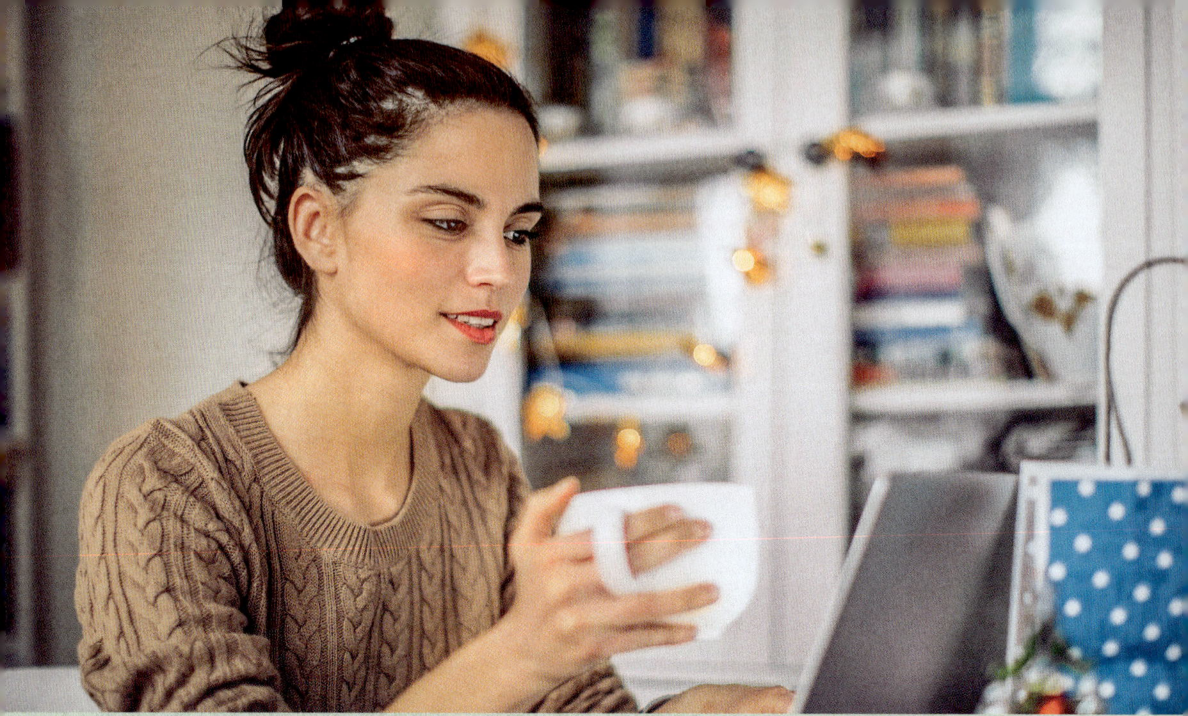

DIE BESTEN PFLANZEN FÜR MEHR LEISTUNG

Heilpflanzen unterstützen uns seit Tausenden von Jahren. Sie machen Mut, schenken Kraft, unterstützen die Muskeln, geben uns Klarheit, beruhigen die Nerven und stärken die Konzentration. Sie unterstützen uns, alles zu geben, bringen den Organismus auf Hochtouren und helfen zu gegebener Zeit, zu entspannen. Sie stärken die Abwehr und unsere Organe, kämpfen gegen Bakterien, Pilze und Viren, helfen bei der Ausscheidung von Giften und unterstützen unseren Stoffwechsel. Dass Pflanzen uns körperlich und geistig fit machen, wird zunehmend wissenschaftlich nachweisbar, was den Skeptikern unter uns hilft, die Kraft und Weisheit der Pflanzen anzuerkennen. Sie haben meist weniger bis keine Nebenwirkungen, nur selten Wechselwirkungen mit anderen Heilmitteln und sind fast immer besser verträglich als synthetisch hergestellte Medikamente.

Woher nehmen, wenn nicht selbst pflücken?

Wer Pflanzen selbst sammelt und dabei zu Fuß oder mit dem Fahrrad unterwegs ist, tut gleich noch etwas für seine Fitness und innere Ausgeglichenheit. Allerdings gehören schon etwas Erfahrung, Wissen und ein sehr gutes Bestimmungsbuch dazu. Vielleicht machen Sie ja irgendwann später das Sammeln und Haltbarmachen von Pflanzen zu Ihrem Hobby. Aber wahrscheinlich haben Sie dieses Buch gekauft, weil Sie aktuell unkomplizierte Unterstützung brauchen. Natürlich sollten Pflanzen, die unsere Leistungsfähigkeit und Gesundheit fördern sollen, möglichst wenig mit schädlichen Stoffen belastet sein. Pflanzen aus der Apotheke sind zwar nicht automatisch aus kontrolliert biologischem Anbau, ihre Qualität und Unbedenklichkeit wird aber streng überwacht. Sie unterliegen einer besonderen Zertifizierung und Kontrolle, die den Vorschriften des Deutschen Arzneibuchs gerecht werden muss. Dazu gehören zum Beispiel die Prüfung des Gehalts von Schwermetallen und Pestizidrückständen, die Art der Lagerung sowie der Gehalt an wirksamen Inhaltsstoffen. Jedoch gibt es natürlich auch renommierte Hersteller, die über Naturkostläden sehr hochwertige Einzelkräuter aus biologischem Anbau anbieten. Auf Seite 122 finden Sie einige Internetadressen, wo Sie sich näher informieren können.

»Mischen impossible«?

Übrigens ist das Mischen von Kräutern seit vielen Jahren per Gesetz den Apotheken vorbehalten. Das Problem ist, dass sich nur wenige Apotheken auf Heilkräuter spezialisiert haben, umso wichtiger ist es, vorab nach dem Preis zu fragen. Nicht selten muss eine wesentlich größere Menge der jeweilig gewünschten Pflanzen abgenommen (und bezahlt!) werden als nötig. Schauen Sie sich also in Ihrer Umgebung nach einer Apotheke mit einem Schwerpunkt auf Naturheilmittel um. Im Anhang ▸ **siehe Seite 122** finden Sie außerdem einige Adressen von Apotheken im Internet, über die Sie die gewünschten Mengen beziehungsweise die Mischung problemlos beziehen können.

WICHTIG

#DOSIS #GIFT!

»Natürlich« heißt nicht automatisch »ungefährlich«. Auch pflanzlichen Heilmitteln müssen wir mit Kenntnis und Respekt begegnen. Einige sind für Menschen giftig, haben Nebenwirkungen oder Wechselwirkungen mit Medikamenten. Beachten Sie deshalb bitte die Hinweise in diesem Buch beziehungsweise informieren Sie sich stets genau über Pflanzen, die Sie einnehmen möchten.

Die Welt zu Gast im Kräuterregal

Das Internet macht es möglich: Hier findet man fast jede Pflanze. Dennoch sollten Sie ein paar Dinge beachten, bevor Sie auf »kaufen« klicken. Vor allem: Wo kommen die Pflanzen her? Welche Kontrollinstanzen haben sie durchlaufen? Wie artgerecht, schadstofffrei und nicht zuletzt sozialverträglich waren Anbau und Ernte? Bei den wenigen Exoten unter den Pflanzen, die ich Ihnen auf den folgenden Seiten vorstelle, finden Sie jeweils entsprechende Tipps.

> »Ahme den Gang der Natur nach. Ihr Geheimnis ist Geduld.«
>
> RALPH WALDO EMERSON

Fertigpräparat, Tee, Tinktur?

Es gibt viele Varianten, wie wir Heilpflanzen für uns nutzen können. Vom Salat oder Smoothie mit frischen Kräutern bis zu Tee, Tinkturen und Fertigarzneien. Selbst hergestelltes Pflanzenpulver wiederum, das in Kapseln abgefüllt wird, ist natürliches Doping für die Handtasche. Hier sind einige Infos zur Entscheidungsfindung:

- Manche Pflanzen sollten mit einer Wirkstoffdichte eingenommen werden, die sich mit Tee kaum erreichen lässt. Hier empfiehlt sich oft ein Fertigpräparat beziehungsweise eine Tinktur.
- Menschen, die sich mit regelmäßigen Ritualen schwertun oder die wenig Zeit haben, fällt es in der Regel leichter, dreimal täglich eine Kapsel zu schlucken, als sich dreimal täglich einen Tee aufzubrühen. Dazu kommt, dass nicht alle Inhaltsstoffe von allen Pflanzen wasserlöslich sind.
- Bei einer Tinktur lösen sich mehr Wirkstoffe aus der Pflanze, allerdings werden Tinkturen mit Alkohol hergestellt und sind deshalb nicht für jeden die passende Einnahmeform. Positiv ist, dass wir das kleine Fläschchen überall mit hinnehmen können und dass auch beim Geschäftsessen oder beim 70. Geburtstag der Oma die Einnahme problemlos machbar ist.
- Außerdem gibt es die Variante des Pulverisierens. Fertige leere Kapseln (aus Gelatine oder auch in der veganen Variante, Bezugsadressen finden Sie auf Seite 122) werden mithilfe eines sogenannten Kapselfüllers selbst befüllt. Das getrocknete Kraut wird zunächst im Mörser oder in einer sauberen Kaffeemühle pulverisiert und anschließend in die Kapseln gefüllt. Das braucht etwas Zeit und Fingerspitzengefühl, aber dann hat man einen großen Vorrat – und entspannend, vielleicht sogar meditativ ist das Füllen auch noch!

Tee und seine Zubereitung

Damit die tägliche Zubereitung von Tee möglichst unkompliziert ist, sollten Sie die Kräuter nach dem Kauf in dunkle Schraubgläser oder in verschließbare Weißblechdosen geben. Die Tüten aus dem Kräuterladen oder der Apotheke schützen die Kräuter zwar meist ebenfalls vor dem Verlust flüchtiger Inhaltsstoffe (vor allem ätherischer Öle), aber wer dreimal täglich die Tütenöffnung auf und zu wickeln muss, der lässt es dann manchmal lieber wieder …

Für den Tee 1 Teelöffel Kraut in einer Tasse mit 150 bis 200 Milliliter kochend heißem Wasser übergießen und zugedeckt ziehen lassen. Das Zudecken ist sehr wichtig, weil sich sonst die wertvollen ätherischen Öle verflüchtigen. Vielleicht kaufen Sie sich eine neue Lieblingstasse mit Siebeinsatz und Deckel. Denn schöne und praktische Dinge benützt man auch gern.

Blüten und Kraut brauchen rund 10 Minuten Zeit zum Ziehen, Früchte oder Rinden rund 20 Minuten, damit die wasserlöslichen Wirkstoffe in den Tee übergehen. Ideal ist es, Wurzeln für eine entsprechende Teemischung eine Zeit lang zu köcheln und den Sud mit dem restlichen bereits gezogenen Tee zu mischen. Wem das zu aufwendig ist, der lässt Wurzeln einfach wie Früchte und Rinden 20 Minuten ziehen. Die Wirkstoffmenge im Tee ist dann etwas niedriger.

Danach den Tee durch ein Sieb abgießen und schluckweise trinken.

Wenn eine Pflanze unbedingt eine andere Vorgehensweise braucht, steht es in der Pflanzenbeschreibung mit dabei.

Alternativ zur jeweils frischen Zubereitung können Sie sich morgens eine Thermoskanne füllen und über den Tag verteilt drei Tassen trinken. Vielleicht kommt Ihnen das ja zeitlich entgegen, auch wenn die frische Zubereitung im Prinzip vorzuziehen ist.

DOSIERUNG

Trinken Sie Ihren Tee 3-mal täglich 15 Minuten vor dem Essen. Falls das mal nicht klappt, warten Sie nach dem Essen eine halbe Stunde ab und trinken dann Ihren Tee. Geben Sie möglichst keine Süßungsmittel zu; wenn er »ohne« partout nicht schmeckt, nehmen Sie lieber Honig als Zucker.

TIPP

DAUER DER ANWENDUNG

Nach drei bis vier Wochen sollten Sie die Teemischung ein wenig verändern beziehungsweise eine andere Einzelpflanze oder ein anderes Präparat mit ähnlicher Wirkung wählen, sonst tritt ein Gewöhnungseffekt ein, der die Pflanze(n) weniger wirksam macht.

Wenn eine andere Einnahmedauer gilt, steht es in der Pflanzenbeschreibung unter »Darreichungsformen«.

Tinkturen

In Alkohol gelöste Pflanzenwirkstoffe sind unkompliziert in der Anwendung. Aufgrund des Alkoholgehalts sind sie aber, im Gegensatz zu Tee, im Körper säurebildend. Trinken Sie reichlich stilles Mineralwasser dazu, es enthält basische Mineralstoffe.

DOSIERUNG

Bei fertigen Tinkturen aus der Apotheke ist die Einnahme im Beipackzettel beschrieben. Von einer selbst gemachten Tinktur ▸ **siehe Tippkasten unten** nehmen Sie 3-mal täglich 15 bis 20 Tropfen vor dem Essen ein.

> **TIPP**
>
> **TINKTUR SELBST MACHEN**
>
> Frische, äußerlich völlig trockene, an einem sonnigen Tag geerntete Pflanzen in ein Schraubglas geben, sodass es zur Hälfte gefüllt ist. Bis zum Rand mit Wodka oder Korn auffüllen und fest verschließen. Falls Sie getrocknete Pflanzen verwenden, das Glas nur zu einem Drittel damit füllen, dann ebenfalls bis zum Rand Alkohol aufgießen. 4 Wochen an einen warmen Ort stellen, täglich schütteln. Dann abseihen, in eine dunkle Flasche umfüllen, kühl und dunkel aufbewahren. Die Tinktur hält sich zirka 1 Jahr.

Kapseln

Das getrocknete Kraut beziehungsweise die individuell zusammengestellte Mischung aus getrockneten Kräutern wird in einer sauberen Kaffeemühle pulverisiert oder im Mörser zu feinem Pulver verarbeitet. Dieses Pulver wird mithilfe einer Feinwaage portioniert und mit einem Kapselfüller in die Kapseln eingebracht. Die Anleitung dazu liegt der kleinen Vorrichtung entweder bei oder Sie finden sie im Internet.

Die Kräutermenge sollte nicht zu hoch sein, denn in Pulverform haben wir natürlich wesentlich mehr auf einem Teelöffel als bei der normalen Teezubereitung. Um eine Idee zu bekommen, wie viel Milligramm Kraut in eine Kapsel gefüllt werden sollten, können wir uns bei Fertigpräparaten die Menge abschauen oder ausprobieren, wie viel Pulver ein Teelöffel des Krauts ergibt.

Es ist auch möglich, ganz auf Kapseln zu verzichten und das Pulver mit einem Löffel Joghurt oder in Saft gerührt einzunehmen. Auch hier auf die richtige Menge achten!

DOSIERUNG

Es ist hilfreich, sich an den Dosierungsempfehlungen entsprechender Pflanzenpulver-Fertigpräparate zu halten. Sie finden viele übers Internet oder im Drogeriemarkt. Die Kapselherstellung ist also etwas für Enthusiasten, doch mit zunehmender Erfahrung und Routine finden viele diese Einnahmeform sehr unkompliziert und angenehm.

PSYCHOAKTIVE PFLANZEN

Die psychoaktiven oder psychotropen Pflanzen beeinflussen unsere Psyche und sind zum Teil harmlos, zum Teil aber auch nicht.

Der eine bekommt ohne ihn morgens die Augen nicht auf, der andere übersteht den Tag nicht ohne … Kaffee ist eine der bekanntesten Naturdrogen, die wir heute als Massenware gern im To-go-Becher und mal mehr, mal weniger bewusst genießen. Dabei sind Kaffeezubereitung und -genuss traditionell ein Ritual, man denke nur an die arabische Kaffeehauskultur. Die Menschen vom Volk der Kogi in Kolumbien verehren noch heute ihre großen Kaffeebäume als »Ahnherren des Waldes«.
Andere Naturdrogen wurden bei heiligen Ritualen eingesetzt, zum Erreichen ekstatischer oder hellsichtiger Geisteszustände. Kaffee ist, wie zum Beispiel auch Kakao, eine eher harmlose Naturdroge, aber besonders das Internet hat hier einiges mehr zu bieten: So gut wie jede psychoaktive Pflanze beziehungsweise ihre Samen können über das weltweite Netz bestellt werden, und nicht immer ist dies legal.
Begriffe wie »Naturdroge« oder »Biodroge« vermitteln Harmlosigkeit, doch eine Substanz ist nicht automatisch unbedenklich, nur weil sie in der Natur vorkommt.

SCHÖN UND GEFÄHRLICH

Es gibt, neben vielen exotischen Pflanzen und Pilzen, auch jede Menge einheimische, die zu den psychoaktiven Pflanzen zählen. Sie können – ob geraucht, getrunken, gegessen oder nur aus Versehen aufgenommen – teilweise zu rauschähnlichen Zuständen führen, die manchmal in Delirium oder Irrsinn führen, Spätschäden oder gar den Tod nach sich ziehen können.
Zu den bei uns heimischen, riskanten Naturdrogen gehören zum Beispiel bestimmte Pilze oder Nachtschattengewächse wie Stechapfel, Tollkirsche, Bilsenkraut und Engelstrompete. Die Kräuterwissenden früherer Zeiten konnten mit diesen Pflanzen fachgerecht umgehen und setzten sie zur Bewusstseinserweiterung sowie als Heilpflanzen ein. Inzwischen werden diese Pflanzen aufgrund ihrer Giftigkeit nur noch in homöopathischer Form verwendet. Doch nicht immer war die Einnahme verboten: Stechapfel konnte man zum Beispiel früher ganz regulär in den Apotheken erwerben. Man machte sich die krampflösende Wirkung dieser Pflanze zunutze und setzte sie

in Form von Zigaretten sehr erfolgreich bei Patienten mit schwerem Asthma ein. Bald wurde dieses Heilmittel dann leider missbraucht, die Zigaretten gegen Asthma nicht mehr geraucht, sondern als Tee getrunken, und das mit fatalen Folgen: stärkste Halluzinationen, Delirien, Raserei. Ein wunderbares Heilmittel verschwand vom Markt, weil der Umgang mit dieser kraftvollen Pflanze einige Menschen überforderte.
Achtung: Da die Pflanzen sehr hübsch sind und in vielen Gärten stehen, sollten vor allem Kinder auf die Gefahren hingewiesen werden. Schon geringe Mengen können schlimme Folgen haben. Im Notfall kontaktieren Sie bitte sofort einen Giftnotruf, Telefonnummern ▸ **siehe Seite 122**.

KEINE EXPERIMENTE!

Auch Opium aus dem Schlafmohn, der Peyote-Kaktus, Ayahuasca (ein Sud aus einer Liane und einem Kaffeestrauchgewächs) oder Zaubersalbei gehören in die Kategorie Naturdrogen. Sie werden nicht nur in Südamerika, sondern auch bei uns konsumiert. Gerade Jugendliche legen eine große und sehr gefährliche Experimentierfreude mit solchen Pflanzen an den Tag.
Ab wann wird also aus einer Heilpflanze eine Giftpflanze? Paracelsus, der berühmte Arzt der Antike, sagte: »Alle Dinge sind Gift, und nichts ist ohne Gift, allein die Dosis macht, dass ein Ding kein Gift sei.« Es hängt demzufolge vom sachgemäßen Ge-

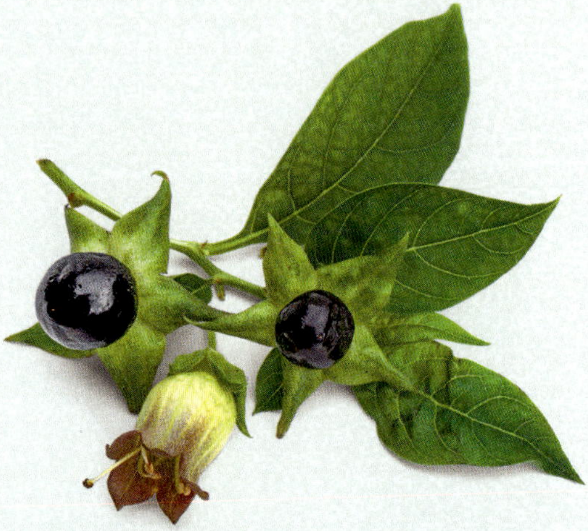

brauch und einer sinnvollen Dosierung ab, ob aus einer Pflanze ein Gift wird oder nicht. Einige Pflanzen, die uns in hohen Dosen schaden, sind in sehr geringen Mengen höchst wirksame Arzneien. Viele von ihnen wurden früher als Hexen- oder Zauberpflanzen bezeichnet. Es handelt sich oft um machtvolle und kraftvolle Ritualpflanzen, die (abgesehen von homöopathischen Aufbereitungen) höchstens von sehr erfahrenen Heilern und Schamanen in den Ursprungsländern eingesetzt werden sollten und keinesfalls von unerfahrenen, experimentierfreudigen Menschen, die sich gern einem kostengünstigen Rausch hingeben wollen.
In diesem Buch stelle ich Ihnen ungefährliche Pflanzen vor, die, richtig dosiert, ohne erhebliche Nebenwirkungen die Psyche günstig beeinflussen: die uns wach halten, uns mehr Aufmerksamkeit und Konzentrationsfähigkeit verleihen oder uns endlich wieder gut schlafen lassen.

Aufbau der Pflanzensteckbriefe

Pflanzen wirken sehr vielseitig auf den Körper sowie die Psyche und verfügen damit über eine beneidenswerte Eigenschaft: Sie sind multitaskingfähig. Die Steckbriefe der Pflanzen sind folgendermaßen aufgebaut: Zunächst finden Sie eine Beschreibung der Pflanze. Vorsicht, um Pflanzen selbst zu sammeln, brauchen Sie unbedingt ein gutes Pflanzenbestimmungsbuch und am besten auch die Erfahrungen aus einer Kräuterwanderung mit sachkundiger Führung.
Verwendete Pflanzenteile: Diese Teile der Pflanze werden verwendet.
Inhaltsstoffe: Pflanzen sind sehr komplex, sie bestehen aus sehr vielen und teils noch nicht ausreichend erforschten Inhaltsstoffen. Die Hauptinhaltsstoffe nach jetzigem Stand der Wissenschaft werden hier genannt.
Wirkung: An dieser Stelle finden Sie die Wirkungen der Pflanze auf die Leistungsfähigkeit von Körper und Psyche – und die Gründe dafür, soweit diese bekannt sind. Manchmal werden Pflanzen seit Jahrhunderten eingesetzt, ohne dass bisher jemand genau erklären konnte, warum sie wirken. Den Pflanzen ist das allerdings egal, sie machen ihre »Arbeit« trotzdem.
Zusätzlich: Hier gehe ich der Vollständigkeit halber kurz auf weitere wichtige Fähigkeiten der Pflanze im Dienste unserer Gesundheit ein, ohne dabei ins Detail zu gehen.
Einsatzgebiete: Hier lesen Sie, in welcher Weise die Pflanze unsere körperliche und geistige Leistungsfähigkeit fördert und wann wir besonders von ihr profitieren.
Nebenwirkungen: Auch Pflanzen sollten mit Bedacht und Verstand eingesetzt werden. Wenn es bekannte Nebenwirkungen gibt, finden Sie hier die Informationen dazu.
Kontraindikationen: Bei diesen Erkrankungen und Umständen heißt es »Finger weg«.
Darreichungsformen: So wird die Pflanze angewandt. Genannte Fertigpräparate stellen nur eine Auswahl dar, es gibt weitere Mittel mit gleicher Wirkung von anderen Firmen. Beachten Sie den Beipackzettel.

TIPP

DIE RICHTIGE MISCHUNG

Bei einer individuellen Teerezeptur werden maximal sieben Pflanzen zusammengemischt. Weniger ist hier jedoch mehr, um in den vollen Genuss der komplexen Wirkungen zu kommen – mischt man zu viel, wird die Wirkung eher abgeschwächt. Lesen Sie die Pflanzenbeschreibungen und stellen Sie sich ganz nach Bedarf Ihre individuelle Liste zusammen. Auch den Inhalt selbst gemachter Tinkturen und Kapseln können Sie natürlich nach Bedarf mischen.

Bockshornklee

Trigonella foenum-graecum

Bockshornklee aus der Familie der Hülsenfrüchtler (*Fabaceae*) wächst in Südeuropa, Afrika, Indien, China und Australien, auch in Mittel- und Süddeutschland hat er inzwischen Wurzeln geschlagen. Er kann bis 80 Zentimeter hoch werden und hat eine sich tief im Boden verankernde, senkrecht wachsende Hauptwurzel (Pfahlwurzel). Die kleinen Blätter sind zur Hälfte gezähnt. Die Pflanze liebt Sonne und lehmigen Boden. Sie blüht in hellem Gelb zwischen April und Juli. Danach bilden sich bis 12 Zentimeter lange, hornförmige Hülsenfrüchte. Sie enthalten bis zu 20 Samen, die beim Zerreiben einen aromatischen Duft verströmen. Sie sind Bestandteil vieler Currymischungen.

Aus den Samen der an Klee erinnernden Pflanze können Sie auch leckere Keimlinge ziehen.

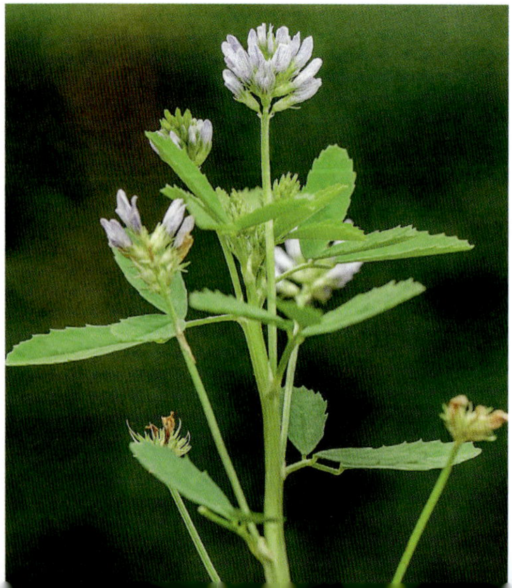

Verwendete Pflanzenteile: Samen.
Inhaltsstoffe: Schleimstoffe, Eiweiße, fettes Öl, Saponine, Flavonoide, ätherisches Öl, Eisen, Kalzium, Magnesium, viele Vitamine.
Wirkung: Bockshornkleesamen erhöhen vermutlich die körpereigene Testosteronproduktion und unterstützen den Einbau von Protein in die Muskeln. Sie fördern die Sauerstoffaufnahme im Blut, haben eine positive Wirkung auf die Kraftentwicklung beim Training sowie das allgemeine Wohlbefinden und den persönlichen Energielevel.
Zusätzlich: Bockshornklee kann die Libido stärken. Er hilft, den Blutdruck und den Cholesterinspiegel zu senken, und hat entzündungshemmende Eigenschaften. Auch wird ihm eine krebshemmende Wirkung zugeschrieben sowie ein günstiger Einfluss bei Diabetes. Äußerlich wirken die mit warmem Wasser angerührten gemahlenen Samen als Kompresse bei Muskelschmerzen; die Paste kann auch bei Geschwüren helfen.
Einsatzgebiete: Bockshornkleesamen fördern die Leistung bei Ausdauersportarten und unterstützen den Muskelaufbau und die Kraftentaltung beim Krafttraining.
Nebenwirkungen: Bei häufiger äußerlicher Anwendung kann es zu allergischen Reaktionen kommen. Wegen der Testosteronwirkung sollten Sie eine regelmäßige Einnahme mit dem Arzt besprechen ▸ **siehe Seite 118**.
Kontraindikationen: Keine bekannt.
Darreichungsformen: Zerstoßen als Tee, gemahlen als Gewürz; Tinktur, Kapseln.

Erd-Burzeldorn

Tribulus terrestris

Die Pflanze aus der Familie der Jochblattgewächse (*Zygophyllaceae*) ist mit ihrem botanischen Namen in der Sportszene bekannt. Sie wächst in den (sub)tropischen Regionen Asiens, Afrikas und Südeuropas. Die fiederblättrige, bis 50 Zentimeter hohe Pflanze hat eine grau-filzige Behaarung. Die hellgelben Blüten erscheinen das ganze Jahr über. Der Erd-Burzeldorn bringt sehr harte, meist stachelige Früchte hervor. In Afrika sieht man ihn als giftige Gefahr für Weidetiere an.

Verwendete Pflanzenteile: Alle.

Inhaltsstoffe: Tannin, Saponine, Flavonoide, ätherische Öle.

Wirkung: Erd-Burzeldorn ist sehr beliebt bei Bodybuildern und Profisportlern. Er steigert vor allem bei Männern über 35 die körpereigene Testosteronproduktion und hilft beim Muskelaufbau.

INFO

DOPINGKONTROLLE!

Der Erd-Burzeldorn selbst steht nicht auf der Dopingliste. Aber der Versuch, die körpereigene Testosteronproduktion zu steigern, wird je nach Dosierung und Vermischung mit anderen Substanzen als Doping geahndet.

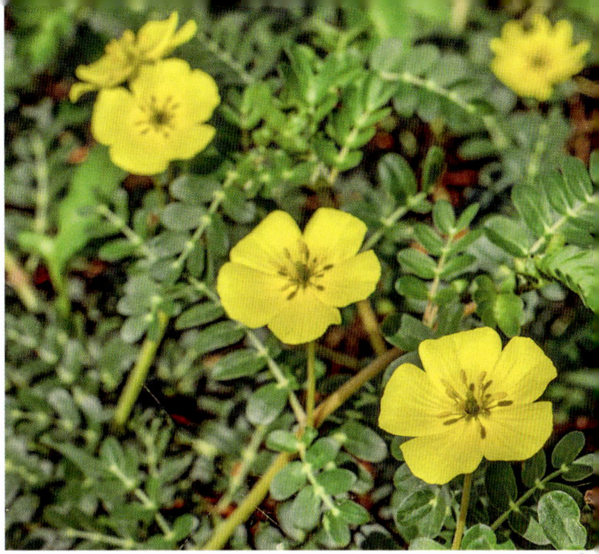

Tribulus terrestris gilt unter Kraftsportlern als gutes natürliches Mittel zum Muskelaufbau.

Zusätzlich: Fördert Spermienproduktion und Potenz. Im Ayurveda als wassertreibendes Mittel und bei Harnsteinen genutzt.

Einsatzgebiete: Überall dort, wo der Muskelaufbau unterstützt werden soll.

Nebenwirkungen: Bei hoher Dosierung Magen-Darm-Beschwerden, erhöhte Lichtempfindlichkeit. Langzeitstudien sind noch rar. Im Labor fielen Verunreinigungen mancher Produkte auf. Wegen der Testosteronwirkung die regelmäßige Einnahme mit dem Arzt besprechen ▸ siehe Seite 118.

Kontraindikationen: Angesichts der unzureichenden Studienlage ist vom Einsatz bei Schwangeren und Kindern abzuraten.

Darreichungsformen: Tabletten, Kapseln; hochwertige Fertigpräparate, zum Beispiel RawBoost Tribulus Terrestris BIO oder Terra Elements Tribulus Terrestris Pulver.

Ginkgo

Ginkgo biloba

Dieser schöne sommergrüne Baum aus der Familie der Ginkgogewächse (*Ginkgoaceae*) bewohnt unseren Planeten schon seit rund 200 Millionen Jahren. Ursprünglich in Japan und China beheimatet, ist er heute auch in Europas Parks und Gärten anzutreffen. Er kann bis zu 40 Meter hoch werden, wächst sehr gerade und schlank. Die zweiteilig fächerförmig aufgebauten, sattgrünen Blätter sitzen an langen Stielen. Der Ginkgo kann über 1 000 Jahre alt werden und bildet im Alter eine imposante Krone aus.

Verwendete Pflanzenteile: Blätter.

Inhaltsstoffe: (Bi-)Flavonoide, Proanthocyanidine, Diterpene, Sesquiterpene.

Der fächerförmige Aufbau seiner Blätter zeugt von der Ursprünglichkeit des Ginkgo.

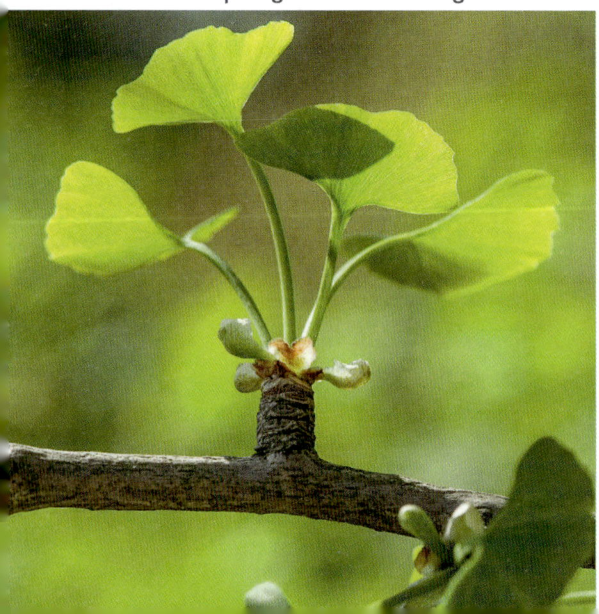

Wirkung: Verbessert die Durchblutung vor allem in den kleinsten Blutgefäßen, was die Lerngeschwindigkeit unter Stress kurzzeitig steigert. Ginkgo fördert außerdem die Sauerstoffversorgung in den Muskeln.

Zusätzlich: Ginkgo verbessert die Fließeigenschaft des Blutes, er kommt bei Demenz und Alzheimer zum Einsatz, gegen Arteriosklerose und arterielle Verschlusskrankheiten, Tinnitus, durchblutungsbedingtem Schwindel, müden Augen und zur Verbesserung der Durchblutung des Herzens.

Einsatzgebiete: Ginkgo wirkt Vergesslichkeit, Konzentrationsschwäche, mangelnder Merkfähigkeit entgegen und erhöht unsere Widerstandskraft in anstrengenden Lebensphasen. Er kann die Leistungsfähigkeit bei Kraft- und Ausdauersport unterstützen.

Nebenwirkungen: Selten Kopfweh, Magen-Darm-Beschwerden, Hautreaktionen.

Kontraindikationen: Nicht in der Schwangerschaft und bei Überempfindlichkeit gegen Ginkgoprodukte. Aufgrund mangelnder Erkenntnisse sollte bei Kindern unter zwölf Jahren verzichtet werden. Bei Einnahme von Gerinnungshemmern fragen Sie Ihren Arzt.

Darreichungsformen: Fertigpräparate mit Trockenextrakt, zum Beispiel Ginkgo Biloba Hevert Tabletten®, Tetesept Ginkgo Ginseng + B Vitamine. Neuere Untersuchungen verweisen positiv auf die Tradition in der chinesischen Medizin, Ginkgo zusammen mit Ginseng und Indischem Wassernabel *(Centella asiatica)* einzusetzen.

IMMER MIT DER RUHE!

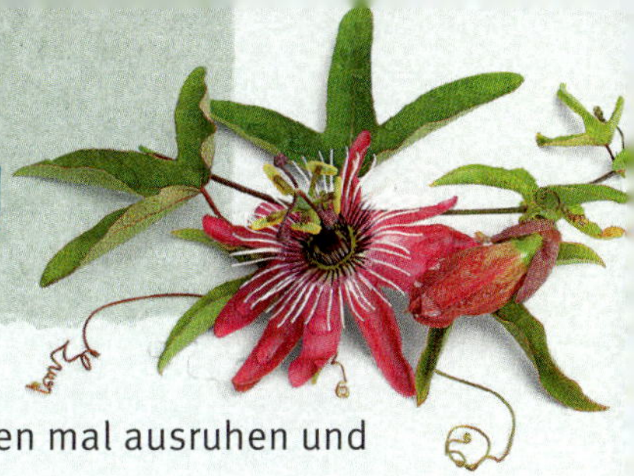

Auch die fleißigsten Bienen und flottesten Käfer müssen mal ausruhen und schlafen, doch manchmal ist das gar nicht so leicht. Ein, zwei Tassen Tee am frühen Abend helfen beim »Runterkommen«.

ANGELIKA

Angelica archangelica stärkt unser ganzes Wesen und gibt uns den Boden unter den Füßen zurück. Der Tee wird aus der Wurzel der Pflanze zubereitet. Auch ein Tropfen ätherisches Öl, aufs Kopfkissen geträufelt, sorgt für ruhigen, wohligen Schlaf.

BALDRIAN

Valeriana officinalis hilft bei nervösen Schlafstörungen und kann die Phasen des Wachliegens in der Nacht verkürzen.

GRIECHISCHES EISENKRAUT

Sideritis scardica hellt die Stimmung auf und lässt uns ruhiger einschlafen. Außerdem schmeckt der Tee fantastisch, was ebenfalls sehr wohltuend sein kann.

HAFER

Avena sativa ist für diejenigen, die innerlich zittern, ob aus Angst oder Unruhe. Für einen Tee das getrocknete Kraut verwenden, tagsüber Haferflocken ins Müsli geben.

HOPFEN

Humulus lupulus hilft vor allem beim Einschlafen. Der Tee schmeckt etwas bitter, mischen Sie ihn mit anderen Pflanzen.

JOHANNISKRAUT

Hypericum perforatum hilft, wenn Ängste, Sorgen, Depressionen den Schlaf rauben. Nehmen Sie es mehrere Wochen. Vorsicht, erhöht die Lichtempfindlichkeit, hat Wechselwirkungen mit einigen Medikamenten.

LAVENDEL

Lavandula officinalis ist gefragt, wenn wir aus großer Erschöpfung heraus in Unruhe fallen und deshalb nicht schlafen können.

MELISSE

Melissa officinalis hilft, wenn Schlafstörungen mit Herzbeschwerden einhergehen.

PASSIONSBLUME

Passiflora incarnata hilft bei innerer Unruhe, Nervosität und Ängstlichkeit.

Ginseng

Panax ginseng

Ginseng gehört zur Familie der Araliengewächse (*Araliaceae*). Heimisch ist er vor allem in Korea. Andere, ebenfalls gesundheitlich wirksame Arten finden wir in China und Sibirien. Die Pflanze fühlt sich vor allem in den Wald- und Gebirgsregionen dieser Länder wohl. Um sie medizinisch zu nutzen, wird sie aber inzwischen kultiviert. Die koreanische Ginsengpflanze wird bis zu 60 Zentimeter hoch, sie hat bis zu sechs langstielige Blätter, die ähnlich wie ein Ahornblatt geteilt sind. Am Ende des Stängels finden wir im Juni und Juli eine Dolde mit kleinen, weiß-grünen Blüten. Der Fruchtknoten entwickelt sich dann zu schönen dunkelroten Beeren. Zum Einsatz kommt allerdings die Wurzel der Pflanze. Sie ist spindelförmig und kann bis 12 Zentimeter lang und zirka 2 Zentimeter dick werden. Bis zur Erntezeit der Wurzel dauert es mindestens vier Jahre. Die Wurzeln werden dann gewaschen und getrocknet, sodass die weiße Farbe erhalten bleibt. Man nennt diese Wurzeln daher »weißer Ginseng«. Zusätzlich gibt es noch den roten Ginseng. Diese Wurzeln müssen weitere zwei Jahre wachsen und werden nach der Ernte einige Stunden gedämpft, was sie konserviert. Früher hat dieses Verfahren dazu beigetragen, dass der Ginseng einen langen Transport ohne zu schimmeln überstand.

Die Wirkweise beider Sorten ist ähnlich, wobei man dem roten Ginseng eine noch größere Kraft nachsagt, da die Wurzeln meist zwei weitere Jahre hatten, um Wirkstoffe anzureichern und die besonders wirksamen feinen Haarwurzeln auszubilden. Der weiße Ginseng dagegen ist naturbelassener.

INFO

QUALITÄT HAT IHREN PREIS

Der aufwendige Anbau von Ginseng erklärt den Preis hochwertiger Produkte. Bei günstigen Angeboten ist Skepsis geraten. Echter Ginseng schmeckt bitter und hat einen süßlichen Nachgeschmack. Schmeckt das Produkt scharf, handelt es sich meist um Ingwerwurzel! In frischer Form gibt es Ginseng nur zur Erntezeit im September. Er muss sofort getrocknet werden, sonst schimmelt er. Wird also im Urlaubsland im März frischer »Ginseng« angepriesen, sparen Sie sich das Geld lieber. Ginsengprodukte müssen in Deutschland als Arzneimittel zugelassen sein. Hierin sind die im Deutschen Arzneibuch verlangten 1,5 Prozent Ginsenoside (Saponine des Ginsengs) wirklich enthalten, im Gegensatz zu manchen Präparaten aus dem Discounter.

Verwendete Pflanzenteile: Wurzel.
Inhaltsstoffe: Ginsenoside, ätherisches Öl, B-Vitamine und zahlreiche Spurenelemente, Peptide (spezielle Aminosäuren).
Wirkung: Ginseng ist ein wirkungsvolles Tonikum, also ein anregendes Kräftigungsmittel. Die Konzentrationsfähigkeit und Gedächtnisleistung wird gefördert, dagegen werden Müdigkeit und Erschöpfung gemindert. Die Sauerstoffaufnahme des Blutes wird verbessert, und die Muskeln können den Sauerstoff besser nutzen, was zu einer erhöhten sportlichen Leistungsfähigkeit führt. Man geht davon aus, dass unter der Einnahme von Ginseng auch eine kürzere Regenerationsphase benötigt wird.
Zusätzlich: Ginseng stärkt das Immunsystem, regt den Stoffwechsel an und hilft uns in der Rekonvaleszenz. Auch bei Bluthochdruck und Diabetes kommt er mit Erfolg zum Einsatz. Er hat antioxidative Eigenschaften und reguliert die Darmflora.
Einsatzgebiete: Ginseng eignet sich zur Steigerung unserer Leistungsfähigkeit sowohl am Schreibtisch beziehungsweise bei kreativen Tätigkeiten als auch beim Sport. Menschen, die immer wieder kränkeln oder deren Gesundheit vor wichtigen Terminen regelmäßig ins Wanken kommt, hilft der Ginseng, indem er die Widerstandskräfte und das Immunsystem stärkt. Er unterstützt uns dabei, besser mit Stress zurechtzukommen, und regt außerdem die Aktivität von Gehirn und Muskeln an.

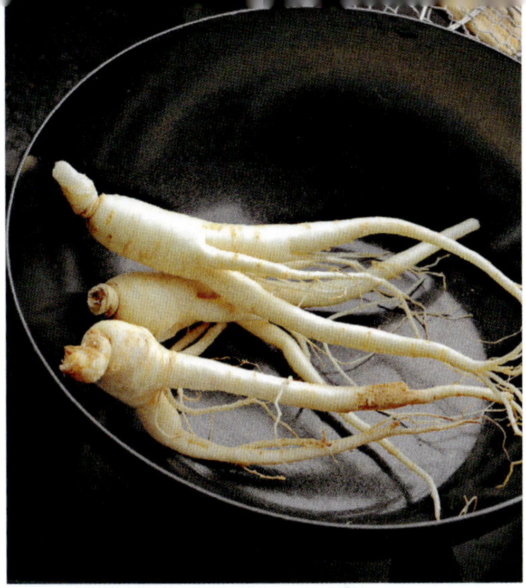

Die Wurzel des Ginsengs ist ein seit langer Zeit begehrtes und bewährtes Mittel zur Kräftigung.

Nebenwirkungen: Vorsicht ist nur bei sehr hoher Dosierung und langer Anwendung von Ginseng geboten. Dann kann die Wirkung umschlagen, es kann zu einer Erhöhung des Blutdrucks, zu Unruhezuständen, Schlaflosigkeit und Durchfällen kommen.
Kontraindikationen: Aufgrund seiner Wirkung bei Diabetes und Bluthochdruck ist eine Einnahme mit dem Arzt vorher abzusprechen. Auch bei der Einnahme von blutverdünnenden Mitteln bitte den Arzt konsultieren. Vorsicht: Ginseng verstärkt die Wirkung von koffeinhaltigen Getränken.
Darreichungsformen: Pulver, Tabletten, Tinktur, Tonikum, Kapseln, zum Beispiel Ginseng Curarina® Hartkapseln, Ginseng SL Hartkapseln. Ginseng sollte mindestens drei Monate eingenommen werden, damit sich die Wirkkraft entfalten kann.

EXOTEN AUF DEM PRÜFSTAND

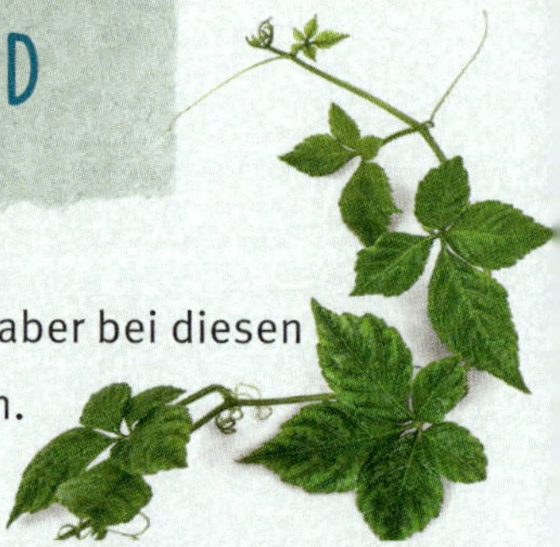

In die Ferne zu schweifen ist meist nicht nötig, kann sich aber bei diesen altbewährten Heilpflanzen durchaus lohnen.

Bis auf Moringa eignen sich die Pflanzen sehr gut für Balkon oder Fensterbrett. Dies macht Sie unabhängig von zweifelhaften Produkten. Bezugsadressen ▸ **siehe Seite 122**.

BRAHMI

Bacopa monnieri ist ein üppig herabwucherndes ayurvedisches Heilkraut. Die Blätter fördern die Konzentration, die geistige Leistungsfähigkeit und das Gedächtnis, wirken angstlösend, stärken das Herz und auch das sexuelle Feuer. Brahmi passt in den Smoothie, in den Tee oder in eine Tinktur.

GOTU-KOLA

Hydrocotyle asiatica wird in Indien seit Jahrhunderten geschätzt, auch von Elefanten, die das reich wuchernde Kraut abgrasen. Ein Gedächtnis wie ein Elefant und mehr Stressresistenz und innere Ruhe sollen auch wir erhalten, wenn wir täglich 1 bis 2 Blätter in den Salat oder in den Tee geben.

JIAOGULAN

Gynostemma pentaphyllum heißt in seiner Heimat China »Kraut der Unsterblichkeit«. Es enthält Ginsenoside und wird in seiner Wirkkraft manchmal sogar dem Ginseng ▸ **siehe Seite 56** vorgezogen. Eignet sich gut zur Berankung eines Spaliers. 1 bis 2 Blätter (am besten frisch) entfalten in Tee oder Salat sofort ihre stärkende, relaxende Wirkung.

MORINGA

Moringa oleifera, ein Himalaya-Baum, enthält viele Pflanzenstoffe, Proteine, Vitamine und Mineralstoffe. Die Blätter sind eine stärkende Nahrungsergänzung in Stressphasen. Wichtig ist, auf gute Qualität zu achten.

SUSHNI

Marsilea minuta aus Bangladesch erinnert an Glücksklee, ist aber ein Farn. Im Ayurveda nutzt man es bei Schlaflosigkeit und psychischen Störungen. Die Blätter eignen sich als Gewürzpaste, Salat- und Teezutat.

TULSI

Ocimum canum, eine Basilikum-Art aus Indien, wirkt stresslösend. Die Blätter schmecken und wirken in Tees, Salaten, Smoothies und reichlich übers Essen gestreut.

Matcha

Camellia sinensis

Der Teestrauch, Familie der Teestrauchgewächse (*Theaceae*), wird vornehmlich in China und Japan angebaut. Um die Tencha-Teesträucher für den hochwertigen Matcha, auch »schäumende Jade« genannt, anzubauen, bedarf es besonderer Kenntnisse. Die Sträucher werden vier Wochen vor der Ernte mit einem Netz beschattet, was die Reifezeit verlängert und die Qualität steigert. Nach der Ernte werden die Blätter gedämpft, getrocknet und zu feinem Pulver gemahlen. Es wird für die japanische Teezeremonie genutzt, nur 2 Prozent gehen in den Export. Je frischer das Teepulver ist, desto intensiver ist seine wunderbare grüne Farbe. Es muss kühl und trocken aufbewahrt werden.

Verwendete Pflanzenteile: Blätter.

Inhaltsstoffe: Katechine, Koffein (früher: Tein), Vitamine, Carotine, Gerbstoffe.

Wirkung: Das Koffein fördert die Konzentrationsfähigkeit und bringt den Kreislauf in Schwung. Da es anders als beim Kaffee in gebundener Form vorliegt, entfaltet sich diese Wirkung sanfter und hält länger vor.

Zusätzlich: Matcha wirkt möglicherweise krebshemmend und kann der Alzheimer-Demenz vorbeugen. Relativ gut belegt ist die vorbeugende Wirkung in Bezug auf Herz-Kreislauf-Erkrankungen und Schlaganfall.

Einsatzgebiete: Matcha hilft bei akuter Müdigkeit, Erschöpfung und Konzentrationsschwäche und bewahrt uns so vor dem Leistungstief, etwa in Studium oder Beruf.

Nebenwirkungen: Bei hoher Dosierung kann es zu Nervosität, Unruhe, Schlafstörungen, Kopfschmerzen, Schwindel, Herzrhythmusstörungen, Magenschmerzen und einem Gefühl der Austrocknung kommen. Wird der Tee nach dem Essen getrunken, ist dies eher selten. Matcha kann die Aufnahme von Eisen vermindern, eine Ziehzeit von unter 2 Minuten soll das vermeiden.

Kontraindikationen: In der Schwangerschaft maximal 1 Tasse am Tag.

Darreichungsformen: Tee. 1 bis 2 Gramm Bio-Matcha in eine Schale geben, dann mit 60 bis 100 Milliliter 80 °C heißem Wasser übergießen und mit einem speziellen Matcha-Bambusbesen schaumig schlagen. Bei Bedarf oder auch täglich genießen.

Kaufen Sie das leuchtend grüne Matcha-Teepulver möglichst in Bioqualität.

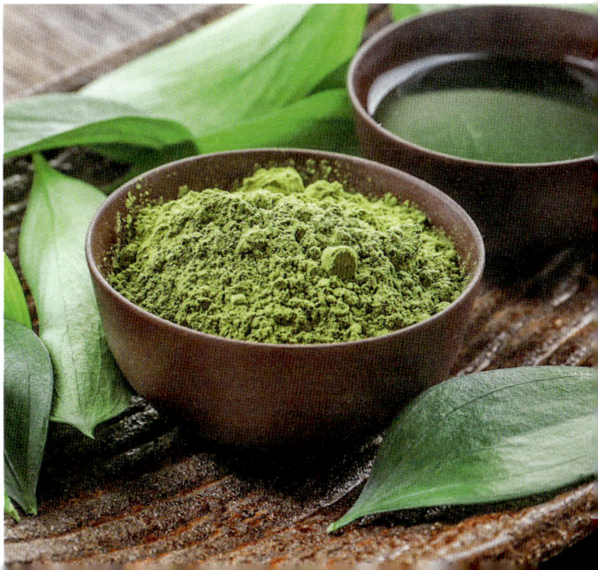

Mate

Ilex paraguensis

Dieser Strauch oder Baum, aus dessen Blättern der Mate-Tee gemacht wird, gehört zur Familie der Stechpalmen (*Aquifoliaceae*). Das immergrüne Gewächs mit bis zu 20 Zentimeter langen, ovalen Blättern kann bis zu 15 Meter hoch werden. Die Schale der Samen ist so hart, dass diese vor der Keimung den Verdauungstrakt eines Vogels durchlaufen müssen. Mate wächst vor allem in Argentinien, Paraguay, Brasilien und Uruguay. Die Ureinwohner Südamerika nutzen dieses besondere Getränk seit Langem, heute wird Mate dort von einem Großteil der Bevölkerung regelmäßig konsumiert.

Verwendete Pflanzenteile: Geschnittene oder fein gemahlene Blätter.

Mate-Tee ist nur zu empfehlen, wenn Sie in den nächsten Stunden nicht schlafen wollen ...

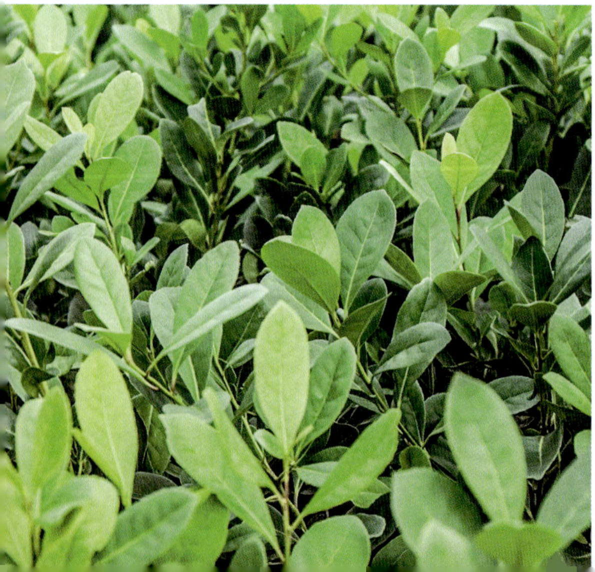

Inhaltsstoffe: Koffein, Gerbstoffe, Vitamin A, B_1, B_2 und C, Kalzium, Mangan, Eisen, Kupfer, Selen und Magnesium.

Wirkung: Mate wirkt etwa so stark wie Kaffee, macht aber nicht nervös und ist magenfreundlich. Er macht uns für viele Stunden hellwach, steigert die Konzentrationsfähigkeit und die Denkleistung und hat auch eine euphorisierende Wirkung.

Zusätzlich: Mate stärkt das Immunsystem, soll entgiftend wirken, Anzeichen von Hautalterung und Stress mindern, die Herzleistung erhöhen und den Blutdruck steigern. Er senkt den Cholesterinspiegel und hilft, die Bronchien zu erweitern, was sich bei Atemwegserkrankungen positiv auswirkt. Mate hebt die Gallen- und Magensaftproduktion und wirkt entzündungshemmend.

Einsatzgebiete: Vor allem beim Lernen vor einer Prüfung ist Mate ein prima Begleiter.

Nebenwirkungen: Vom regelmäßigen Gebrauch über längere Zeit ist abzuraten, da die Studienlage nicht eindeutig ist. Bei regelmäßiger Medikamenteneinnahme den Genuss von Mate mit dem Arzt besprechen.

Kontraindikationen: Vorsicht in der Schwangerschaft wegen des hohen Koffeingehalts. Bei Bluthochdruck, Glaukom, Blutgerinnungsstörungen, Verdauungsstörungen und Osteoporose mit dem Arzt sprechen.

Darreichungsformen: Tee. Gelegentlich und bei Bedarf genießen. Zu bevorzugen ist Guayaki Mate, dieser Tee ist luftgetrocknet und gesünder als rauchgetrockneter.

Pfefferminze

Mentha × piperita

Die Pfefferminze gehört zur Familie der Lippenblütler (*Lamiaceae*) und entstand zufällig aus der Kreuzung zweier Minze-Arten. Sie ist in Europa, Nord- und Südamerika verbreitet, meist in kultivierter Form. In Nordafrika dient Minztee als Wachmacher und macht die Hitze erträglicher. Pfefferminze kann bis 70 Zentimeter hoch werden, hat vierkantige, behaarte und wenig verzweigte Stängel. Ihre eiförmigen Blätter sind gezähnt, teils sind die Blattnerven leicht violett. Beim Zerreiben der Blätter verströmen sie den typischen Duft. Pfefferminze blüht von Juli bis September in rosa bis lila Ähren.

Verwendete Pflanzenteile: Blätter.

Inhaltsstoffe: Viel ätherisches Öl, Gerbstoffe, Flavonoide, Bitterstoffe, Kalium, Kalzium, Phosphor und Magnesium.

Wirkung: Unterstützt die Konzentrationsfähigkeit und das Langzeitgedächtnis, vertreibt Müdigkeit und Kopfschmerzen, verbessert die geistige Aufnahmefähigkeit und Aufmerksamkeit, hellt die Stimmung auf.

Zusätzlich: Pfefferminze wirkt appetitanregend, entkrampfend, antibakteriell, blähungswidrig, fördert Magensaftsekretion und Gallenproduktion. Hilft bei Bronchialbeschwerden und Erkältung, denn sie wirkt schleimlösend und hustenstillend. Äußerlich angewandt kühlend, durchblutungsfördernd und schmerzstillend.

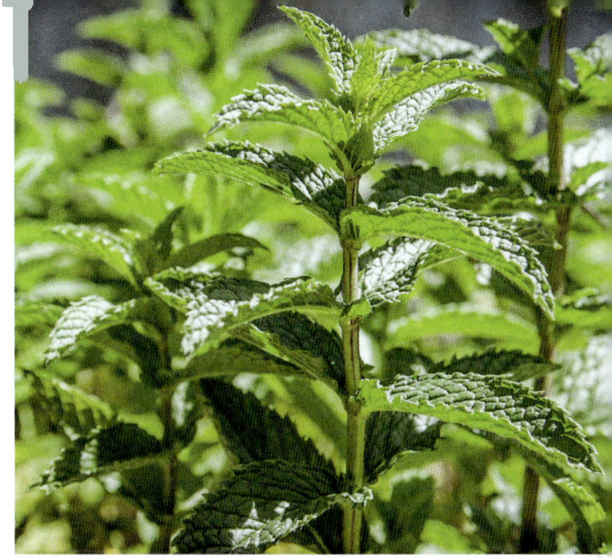

Frische Pfefferminze mit etwas Zitrone in kaltem Wasser erfrischt und hebt die Motivation!

Einsatzgebiete: Intensives Lernen, langwierige geistige Arbeit, zu wenig Konzentration und Aufmerksamkeit. Gegen den »Blues«, wenn man lieber etwas anderes tun möchte.

Nebenwirkungen: Bei empfindlichen Personen kann es zu Magen-Darm-Beschwerden mit Übelkeit und Erbrechen kommen. Es sollten daher keine Präparate angewandt werden, deren Mentholkonzentration höher als 10 Prozent ist.

Kontraindikationen: Nicht einnehmen bei Gallenleiden, Leberschäden. Nicht für Babys und Kinder, es kann zu Atemnot kommen. Kein unverdünntes ätherisches Öl innerlich oder äußerlich benutzen. Vorsicht bei Asthma. Nicht im Augenbereich anwenden.

Darreichungsformen: Tee, ätherisches Öl, in der Duftlampe. Ätherisches Öl mit etwas fettem Öl verdünnt auf die Schläfen getupft.

Rosenwurz

Rhodiola rosea

Die Pflanze aus der Familie der Dickblattgewächse (*Crassulaceae*) liebt die Extreme. Moore, Gebirge, Felsspalten, karge Hochebenen oder arktische Gebiete. Sie ist dort zu Hause, wo es vielen anderen Pflanzen zu unwirtlich ist. In Russland und Skandinavien weiß man seit vielen Generationen von ihrer Kraft, in Sibirien wird die wasserspeichernde Pflanze auch »goldene Wurzel« genannt. Sie kann bis 35 Zentimeter hoch werden und hat dicke, fleischige Blätter. Ihre Pfahlwurzel duftet aufgeschnitten nach Rosen. Ihre Blüten stehen in dichten Büscheln, die weiblichen Blüten sind gelb und später orange, die männlichen purpurrot bis violett.
Verwendete Pflanzenteile: Wurzel.

Die Rosenwurz gedeiht unter widrigen Umständen und stärkt uns für »toughe« Zeiten.

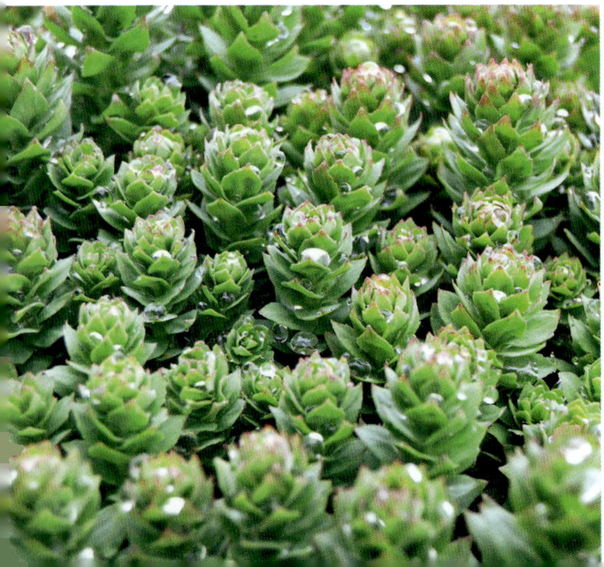

Inhaltsstoffe: Glykoside, Flavonoide, Monoterpene und Triterpene.
Wirkung: Steigert die geistige und körperliche Leistungsfähigkeit, verhilft zu einem besseren Umgang mit Stress, stärkt Widerstandskraft, Gedächtnis und Aufnahmefähigkeit. Schützt die Nervenzellen. Die Pflanze hilft uns, auch in kargen Zeiten durchzuhalten und den Mut nicht zu verlieren.
Zusätzlich: Leberschützende Eigenschaften.
Einsatzgebiete: Rosenwurz ist überall dort angezeigt, wo Stress uns hindert, weitere Informationen aufzunehmen. In Prüfungssituationen oder bei zeitweiser geistiger Überforderung und Vergesslichkeit ist sie hilfreich. Auch im Sport kommt sie zum Einsatz, denn auch dort hindert uns oft der Stress daran, an unsere Höchstleistung zu kommen. Dienlich ist sie auch bei Reizbarkeit, Müdigkeit und allgemeiner Schwäche.
Nebenwirkungen: Selten kann es zu innerer Unruhe und Schwindel kommen. Zu Beginn vor allem morgens einnehmen, es kann sonst zu Schlafstörungen kommen.
Kontraindikationen: Nicht in der Schwangerschaft, bei starker Unruhe, bei Manien.
Darreichungsformen: Fertigpräparate (in Form von Pulver, Kapseln, Tropfen oder Tabletten) aus der Apotheke, zum Beispiel rhodiolan® Filmtabletten, Vitango® Filmtabletten, Sanct Bernhard Rhodiola-Rosenwurz-Kapseln, Tee. Die Rosenwurz sollte über einen Zeitraum von etwa drei bis vier Monaten eingenommen werden.

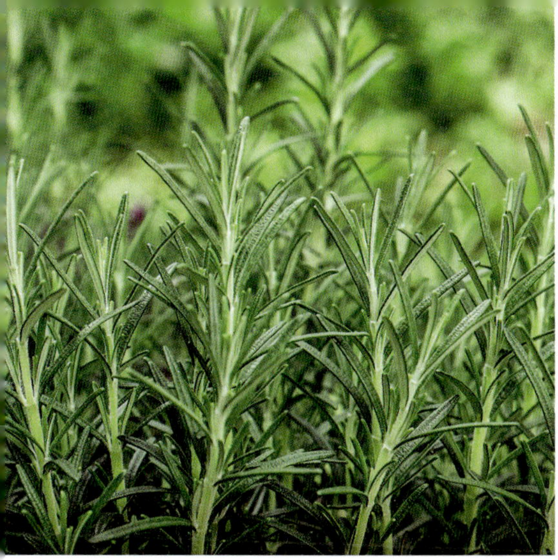

Rosmarin ist sozusagen die erfrischende kalte Dusche unter den Pflanzen.

Rosmarin

Rosmarinus officinalis

Rosmarin gehört zur großen Pflanzenfamilie der Lippenblütler (*Lamiaceae*) und wächst vor allem im Mittelmeergebiet. Der bis zu 2 Meter hoch werdende holzige Strauch ist sehr frostempfindlich. Er riecht wunderbar aromatisch und würzig. Die Äste haben immergrüne, lanzettliche Blätter, die an Tannennadeln erinnern. Sie sind ledrig und auf der Unterseite weiß-filzig behaart. Die blauvioletten, selten auch rosa oder weißen Blüten erscheinen von März bis September. In der Medizin kam Rosmarin schon zur Zeit von Hippokrates zum Einsatz, als Aphrodisiakum war er in der Antike Bestandteil von Badezusätzen, Parfüms und Cremes.

Verwendete Pflanzenteile: Blätter.

Inhaltsstoffe: Ätherisches Öl, Gerbstoffe, Bitterstoffe, Flavonoide, Saponine, Kalium und Kalzium.

Wirkung: Rosmarin kräftigt Körper und Geist. Er hilft bei Konzentrationsstörungen, Gedächtnisschwäche und Müdigkeit, bringt den Kreislauf in Schwung und baut uns bei Erschöpfungszuständen wieder auf. Er unterstützt in der Rekonvaleszenz. Ganz nebenbei facht Rosmarin unser inneres Feuer neu an, hilft uns, Träume Wirklichkeit werden zu lassen, schenkt uns Begeisterungsfähigkeit. Als ätherisches Öl unterstützt er uns beim Lösen komplexer Aufgaben, wohl indem das im Öl enthaltene Cineol den Abbau von Acetylcholin ▸ siehe Seite 93 hemmt.

Zusätzlich: Krampflösend, blähungswidrig, verdauungsfördernd, äußerlich angewandt durchblutungsfördernd.

Einsatzgebiete: Rosmarin unterstützt uns prima dabei, akute oder latente Müdigkeit zu vertreiben, auch bei morgendlicher Erschöpfung, Kreislauf- und Konzentrationsschwäche ist er eine gute Wahl. Wenn wir unseren Enthusiasmus verloren haben, hilft der Rosmarin uns, ihn wiederzufinden.

Nebenwirkungen: Keine bekannt.

Kontraindikationen: Vorsicht bei zu hohem Blutdruck und in der Schwangerschaft.

Darreichungsformen: Bei Bedarf als Tee genießen oder als ätherisches Öl »Rosmarin Cineol« anwenden (2–3 Tropfen in die Duftlampe oder in eine Portion Duschgel für die Bürstenmassage geben).

Taigawurzel

Eleutherococcus senticosus

Die Taigawurzel aus der Familie der Araliengewächse (*Araliaceae*) ist in nord- und ostasiatischen Laubwäldern heimisch. Die sommergrüne Pflanze kann bis zu 6 Meter hoch werden. Die Zweige haben kleine Stacheln und eine hellgraue bis braune Rinde. Die im Juli erscheinenden kleinen, gelben Doldenblüten entwickeln sich im Herbst zu aromatischen blauen bis schwarzen Früchten. Die Pflanze wird aufgrund ihrer Wirkung auch Sibirischer Ginseng genannt.

Verwendete Pflanzenteile: Wurzel, seltener auch die Blätter.

Inhaltsstoffe: Zahlreiche sekundäre Pflanzenstoffe wie Kaffeesäurederivate, Lignane, Cumarine, Polysaccharide.

Eine der hilfreichsten Pflanzen, wann immer besondere Herausforderungen anstehen!

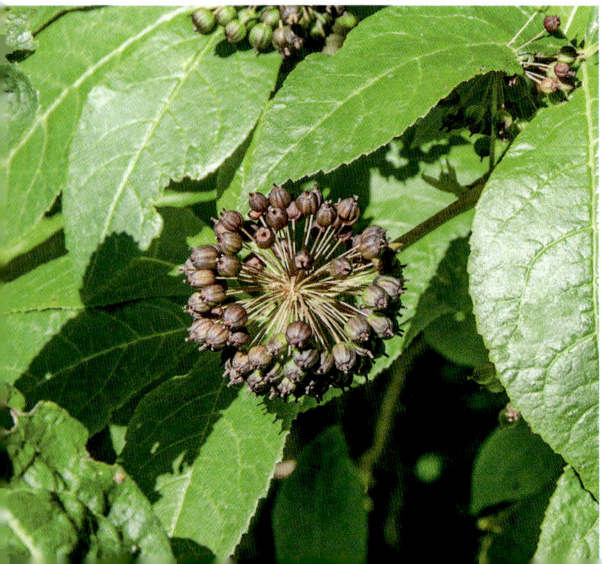

Wirkung: Stärkt den Organismus in belastenden Situationen, mindert die Ausschüttung des Stresshormons Adrenalin. Parallel wird das zentrale Nervensystem stimuliert. Vermindert Ermüdungserscheinungen. So nutzten Olympiateams der Sowjetunion sie. In Russland wurden viele Studien durchgeführt, die Wirksamkeit konnte anschaulich belegt werden. So vertrugen etwa Probanden mit Taigawurzel Stressoren wie Hitze, Lärm und Leistungsdruck wesentlich besser.

Zusätzlich: Verbessert die Abwehr, wirkt antiviral, kann Erkältungen vorbeugen beziehungweise unterstützt einen glimpflichen Verlauf ohne Komplikationen. Hilft bei der Rekonvaleszenz. Mildert die schädliche Wirkung einer Strahlenbehandlung.

Einsatzgebiete: Bei nachlassender Leistungsfähigkeit, Konzentrationsschwäche, Müdigkeit, Schwächegefühlen und Erschöpfung. Auch um stressreiche Zeiten besser und ohne Erkrankung zu überstehen.

Nebenwirkungen: Bei richtiger Dosierung keine bekannt. Bei Überdosierung kann es zu Schlafstörungen, Nervosität, schnellem Puls und Kopfschmerzen kommen.

Kontraindikationen: Für Kinder unter 12 Jahren, Schwangere und Menschen mit Bluthochdruck nur nach ärztlicher Absprache, ebenso bei Einnahme von Diabetesmedikamenten oder Gerinnungshemmern.

Darreichungsformen: Tee, Tinktur, Fertigarzneien wie Biovea® Taigawurzel Tropfen, Sibirischer Ginseng Extrakt Vega-Kapseln.

PFLANZENKRAFT FÜRS IMMUNSYSTEM

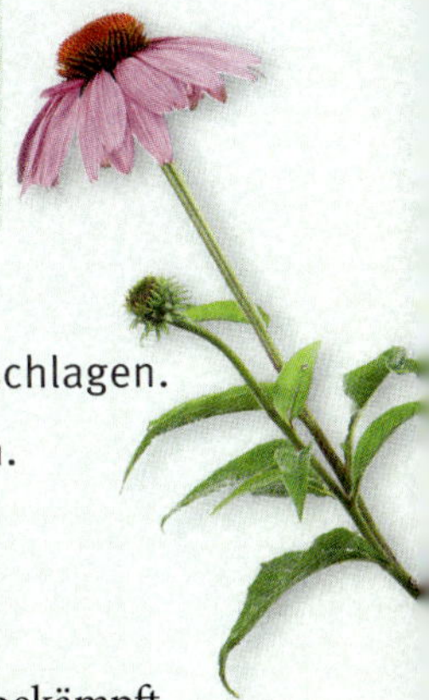

Bei hoher Belastung sind wir schneller erkältet oder anderweitig angeschlagen. Pflanzen, die unsere Abwehrkräfte steigern, können hier helfen.

Damit die Pflanzen ihre volle Wirkung entfalten können, sollten Sie sie über einige Wochen einnehmen. Natürlich ist immer auch eine Ernährung mit viel frischem Gemüse und Obst angesagt.

ANGELIKA

Angelica archangelica wirkt allgemein stärkend auf den ganzen Menschen, so auch auf das Immunsystem. Nach einer durchgemachten Erkrankung richtet sie uns wieder auf. Bereiten Sie sich Tee aus der Wurzel zu.

GINSENG

Panax ginseng stärkt uns allgemein sowie das Immunsystem im Besonderen – auch indem er die Darmflora harmonisiert, die so wichtig für unsere Abwehrkräfte ist. Nach einer Erkrankung macht er den Kopf wieder klar. Genaues zur Einnahme ▸ **siehe Seite 57.**

INDIGO UND THUJE

Indigofera tinctoria und *Thuja* sind immunstärkende Pflanzen, sie werden nur in Fertigpräparaten zusammen mit Sonnenhut oder homöopathisch eingenommen.

KURKUMA

Curcuma longa, die Gelbwurz, bekämpft Krankheitserreger und freie Radikale. Die frische Wurzel fein geschnitten in Teemischungen geben oder Speisen damit würzen.

MEERRETTICH

Armoracia rusticana stärkt als frisch geraspelte Wurzel das Immunsystem und hilft auch bei bereits ausgebrochenem Infekt.

SONNENHUT

Echinacea purpurea ist ein Klassiker der Immunstärkung, auch bei einer bereits ausgebrochenen Erkrankung. Verwendet wird die Wurzel als Tee oder in Fertigpräparaten. Nicht bei einer Allergie gegen Korbblütler, nicht bei Autoimmunerkrankungen.

TAIGAWURZEL

Eleutherococcus senticosus ▸ **siehe links.**

WASSERDOST

Eupatorium perfoliatum wirkt immunstärkend und fiebersenkend. Das Kraut als Tee, Tinktur oder Fertigarznei verwenden.

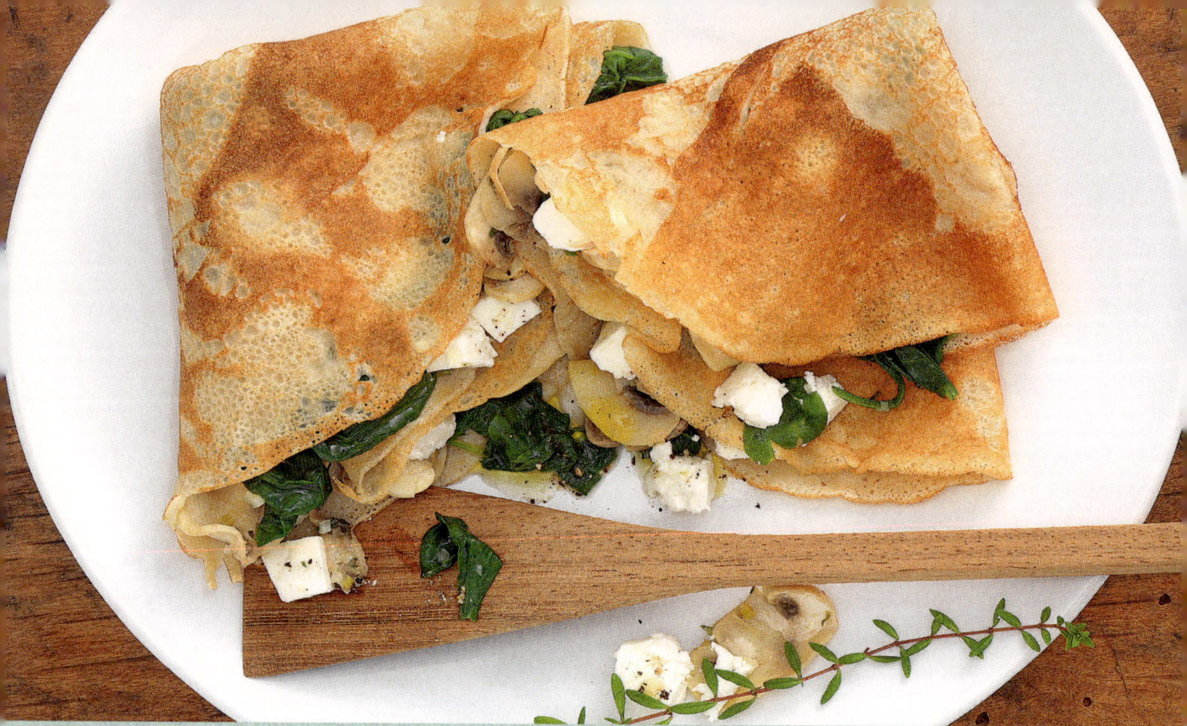

ESSEN SIE SICH FIT!

Nahrungsmittel, die Leistungsfähigkeit und Ausdauer unterstützen, werden oft ohne Kenntnis ihrer besonderen Fähigkeiten verspeist. Klar, das ist viel besser als gar nicht. Wir sollten sie aber gerade in fordernden Zeiten bewusst in den Speiseplan einbauen und dafür einiges Überflüssige, Ungesunde, müde Machende weglassen. Selbstverständlich können wir uns nicht nur von Roten Beten ernähren, auch wenn die kraftvoll und gesund sind. Die ausgewogene Mischung macht's! So halten uns hochwertige Eiweißquellen ▸ **siehe Seite 32** und andere vollwertige, frische Nahrungsmittel den ganzen Tag über leistungsfähig (während Currywurst und Cola vor allem die Fettzellen nähren). Die Steckbriefe der Lebensmittel sind so aufgebaut wie die der Pflanzen ▸ **siehe Seite 51**, nur dass Sie jetzt statt der Darreichungsformen Tipps zur Verwendung finden.

Algen

Unzählige Arten

In Asien schätzt man sie schon lange als nährstoffreiche, kalorienarme Lebensmittel. Nicht alle Arten sind (unter anderem wegen des hohen Jodgehalts) als Lebensmittel zugelassen. Begonnen hat ihr Siegeszug bei uns mit der japanischen Küche, vor allem mit Sushi. In Deutschland werden zum Verzehr geeignete Algen vor allem auf Sylt angebaut. Sie wachsen schnell und wachsen immer wieder nach. Ein Nahrungsmittel für die Zukunft unseres Planeten!

Inhaltsstoffe: Je nach Art unterschiedlich, alle enthalten Kohlenhydrate, Proteine, wenig Fett, viele Mineralstoffe und Vitamine.

Wirkung: Algen sind vollgepackt mit Nährstoffen und eine gesunde, kalorienarme Zutat. Japanische Wissenschaftler fanden 2014 heraus, dass die Koreanische Rotalge (Nori, die man zum Wickeln von Sushi-Rollen nimmt) die beste Vitamin-B_{12}-Quelle für Vegetarier sei. Der tägliche Konsum von 4 Gramm der getrockneten Alge könne den durchschnittlichen Bedarf decken.

Zusätzlich: Je nach Sorte haben Algen auch antibakterielle Wirkung, stärken das Immunsystem und wirken cholesterinsenkend. Auch Haut, Nägel und Haare profitieren. Als Badezusatz stärken und glätten sie die Haut.

Einsatzgebiete: Für alle stark geforderten Menschen, ob Sportler, Handwerker, Kreative, Schreibtischarbeiter, Eltern …

Nebenwirkungen: Zu viel Jod kann die Schilddrüse durcheinanderbringen. Achten Sie auf den Jodgehalt, viel mehr als 200 Mikrogramm am Tag sollten es nicht sein.

Kontraindikationen: Nicht verwenden bei Schilddrüsenüberfunktion.

Verwendung: Algen passen ins Omelette, in Suppe, Salat, Auflauf oder zum selbst gerollten Sushi. Legen Sie sie kurz in Wasser ein, sie quellen so vor, und ein Teil des Jods und des Salzes wird ausgeschwemmt. Nori-Algen sowie Algen aus Europa enthalten weniger Jod und können zwei- bis dreimal in der Woche auf dem Speiseplan stehen. Außerdem Pulver oder Presslinge aus Apotheke oder Reformhaus, zum Beispiel Chlorella, Spirulina von Naturland oder Terra Elements. Immer auf Bioqualität achten!

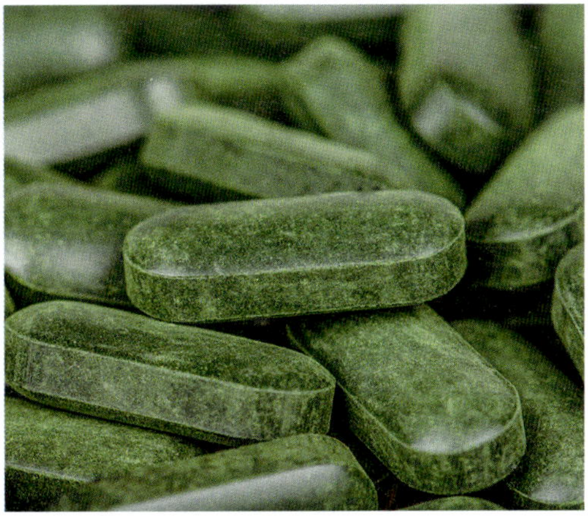

Nutzen Sie gute Fertigpräparate, falls Algen im Essen nicht so Ihr Ding sind.

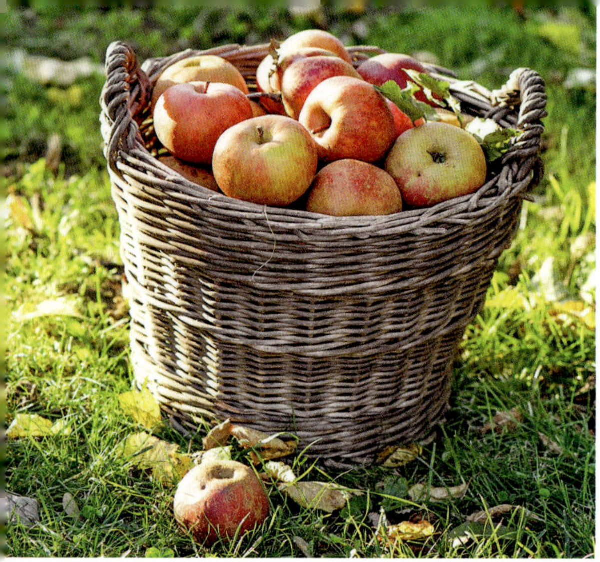

Paradiesisches Kraftfutter für Körper und Geist: ursprüngliche Apfelsorten aus der Region.

Apfel

Malus pumila

Der Apfelbaum aus der Familie der Rosengewächse (*Rosaceae*) blüht im Frühjahr weiß bis rosa, und aus den hübschen, duftenden Blüten entstehen im Herbst die wunderbaren Früchte. Diese bilden sich nicht aus dem Fruchtknoten, sondern aus der Blütenachse, es handelt sich also botanisch um eine Scheinfrucht. Im Garten und am Wegesrand, auf dem Biobauernmarkt und an Straßenständen auf dem Land finden wir viele alte und oft besonders leckere Sorten, die es im Supermarkt nicht zu kaufen gibt. Eine Studie von 2017 des Instituts für Ernährungswissenschaften der Uni Jena soll beweisen, dass alte Sorten von Allergikern besser vertragen werden als neu gezüchtete.

Inhaltsstoffe: Neben rund 85 Prozent Wasser ist der Apfel ein Kraftpaket an gesunden Inhaltsstoffen. Dazu gehören Kalium, Kalzium und Magnesium, Flavonoide, Pektine (entgiftende, cholesterinsenkende Ballaststoffe), Kohlenhydrate, Vitamin C.
Wirkung: Ein Apfel bringt schnell gesunde Energie. Der enthaltene Fruchtzucker steht dem Organismus sofort zur Verfügung – einer der Gründe, weshalb Läufern beim Marathon Apfelstücke gereicht werden.
Zusätzlich: Forscher der Universität Oxford bestätigen, dass der tägliche Genuss eines Apfels eine gute Vorbeugung gegen Schlaganfall und Herzinfarkt ist, sie setzten die Wirksamkeit des Apfels fast schon mit der eines cholesterinhemmenden Medikamentes gleich. Äpfel unterstützen das Immunsystem, haben eine entzündungshemmende Wirkung, kurbeln die Fettverbrennung an.
Einsatzgebiete: Vor und nach dem Sport, bei Ausdauertraining auch zwischendurch, als Snack im Büro und wenn Körper und Gehirn schnell einen Kick brauchen.
Nebenwirkungen: Keine bekannt.
Kontraindikationen: Allergien.
Verwendung: Die meisten Vitamine und Ballaststoffe stecken direkt unter der Schale. Deshalb bieten sich biologisch angebaute, regionale Früchte an, deren Schale wir mitessen können. Genießen Sie Äpfel täglich, roh oder leicht gedämpft. Ein super Frühstück sind geraspelte Äpfel und Karotten mit Walnüssen, etwas Zitrone und Honig.

Avocado

Persea americana

Der immergrüne, bis 15 Meter hohe Avocadobaum (Familie der Lorbeergewächse, *Lauraceae*) stammt aus Mexiko und Zentralamerika, heute wird er in vielen warmen Ländern angebaut. Die birnenförmigen Früchte (botanisch Beeren) haben eine ledrige, grüne bis auberginefarbene Schale, ihr großer Kern ist von cremigem gelbgrünem Fruchtfleisch umgeben. Sie fallen unreif vom Baum. Bei uns sind meist festere Avocados zu kaufen, die zu Hause noch ein paar Tage reifen, bis die Schale leicht nachgibt.

Inhaltsstoffe: Vor allem ungesättigte Fettsäuren, dazu Folsäure, Vitamin E, B_5 und B_6, Carotin, Kalium, Magnesium, Phosphor, Kalzium, Kohlenhydrate und Ballaststoffe.

Wirkung: Die ungesättigten Fettsäuren steigern Konzentration und Aufmerksamkeit nachhaltig. Avocado-Energie hält lange vor.

INFO

ÖKOBILANZ

Avocados sind in, leider ist der Anbau meist weder sozial- noch umweltverträglich. Es gibt einige Bio-Projekte mit Kleinbauern, etwa in Peru oder Ostafrika, die besser abschneiden. Informieren Sie sich!

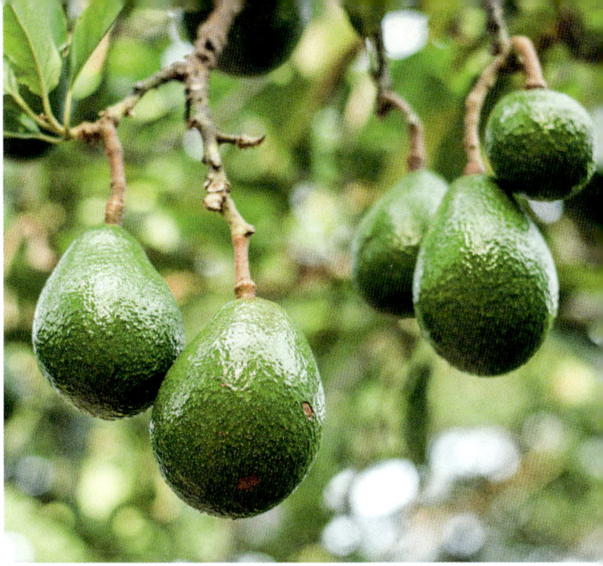

Fette Früchtchen: Avocados stärken unsere Nerven ebenso wie unsere Muskeln.

Die Avocado versorgt auch die Nerven mit Energie, hebt die Stimmung und schützt die Gehirnzellen, stärkt die Muskeln und hilft bei Muskelkater und Muskelkrämpfen.

Zusätzlich: Verdauungsfördernd und cholesterinsenkend, verringert das Risiko für Herz-Kreislauf-Erkrankungen.

Einsatzgebiete: Wenn uns beim Lernen oder Arbeiten die Konzentration im Stich lässt, hilft die Avocado, ebenso als Nervennahrung und beim Muskelaufbau.

Nebenwirkungen: Keine bekannt. Giftig für einige Tiere, etwa Vögel, Schweine, Pferde.

Kontraindikationen: Keine bekannt.

Verwendung: Eine Avocado sollte bei Bedarf zwei- bis dreimal pro Woche auf dem Speiseplan stehen. Die halbierte Frucht auslöffeln, aufs Brot, im Salat oder klassisch als Guacamole (Rezepte finden Sie im Internet).

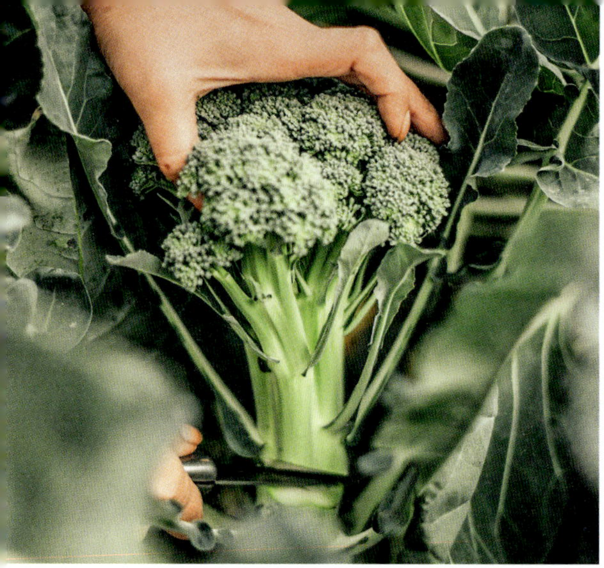

Heimischen Brokkoli gibt's von Juni bis Oktober frisch vom Feld, ansonsten tiefgekühlt.

Brokkoli

Brassica oleracea

Brokkoli gehört wie alle Kohlarten zur Familie der Kreuzblütler (*Brassicaceae*) und ist mit dem ebenfalls gesunden Blumenkohl eng verwandt. Die dunkelgrünen »Röschen« sind die noch fest geschlossenen Blütenstände der Pflanze. Ursprünglich kam der Brokkoli aus Kleinasien zuerst nach Italien, von dort ging sein Siegeszug über Frankreich und England. Angebaut wird er vor allem in Europa in den westlichen Mittelmeerländern, im Sommer wächst er aber auch auf unseren heimischen Feldern.

Inhaltsstoffe: In Brokkoli stecken besonders viele Mineralstoffe wie Kalzium und Kalium, Eisen, Zink und Phosphor. Bei den Vitaminen trumpft er auf mit Vitamin E, B_1, B_2, B_6 und mehr Vitamin C als in Zitronen, hinzu kommen Senfölglykoside, Carotin.

Wirkung: Brokkoli unterstützt die Herztätigkeit, die Nerven- und Muskelzellen. Er ist also für Sportler und Schreibtischathleten gleichermaßen zu empfehlen.

Zusätzlich: Studienergebnisse lassen vermuten, dass Brokkoli der Krebsentstehung entgegenwirkt. Außerdem schützt das enthaltene Senföl Sulforaphan die Haut vor schädlichen Auswirkungen von UV-Strahlen und verbessert die Aufnahme von Vitamin D. Brokkoli unterstützt die Abwehr und die Augen, wirkt entzündungshemmend, hilft beim Senken des Cholesterinspiegels.

Einsatzgebiete: Der leckere Energielieferant sollte regelmäßig auf den Tisch kommen, vor allem immer dann, wenn wir eine gesunde Extraportion Power brauchen.

Nebenwirkungen: Mit etwas Vorsicht sollte man Brokkoli bei einer Funktionsstörung der Schilddrüse genießen. In seltenen Fällen können Hautausschläge auftreten.

Kontraindikationen: Keine bekannt.

Verwendung: Das unkomplizierte, kalorienarme Gemüse sollte mehrmals pro Woche auf Ihrem Speiseplan stehen, ob als Suppe, Salat, in Reis-, Nudel- und Wok-Gerichten, Aufläufen, Smoothies … Blanchieren, dämpfen oder braten Sie die Röschen möglichst kurz. Fein zerkleinert können Sie sie auch roh genießen; wer Rohkost nicht gewöhnt ist oder zu Blähungen neigt, beginnt mit kleinen Mengen.

Buchweizen

Fagopyrum esculentum

Das Pseudogetreide aus der Familie der Knöterichgewächse (*Polygonaceae*) ist frei vom Klebereiweiß Gluten, also auch für Menschen mit einer Unverträglichkeit geeignet. Die auch bei Bienen sehr beliebte Pflanze kann bis zu 1,20 Meter hoch werden. Aus den traubigen, weißen oder rosafarbenen bis rötlichen Blütenständen entwickeln sich kleine, bucheckernförmige Früchte. Buchweizen liebt lockeren, sandigen, nährstoffarmen Boden. In seiner Heimat Asien ist er seit Urzeiten als Nutzpflanze bekannt, in Mitteleuropa seit dem späten Mittelalter.
Inhaltsstoffe: Ballaststoffe, ungesättigte Fettsäuren, jede Menge Aminosäuren, Kohlenhydrate, das Flavonoid Rutin, viel Vitamin B, E, K und A, Kalium, Magnesium und Phosphor, Mangan, Eisen, Zink und Kupfer.
Wirkung: Buchweizen dient als hochwertige Proteinquelle und sättigt anhaltend. Das enthaltene Kupfer wird bei der Produktion von roten Blutkörperchen benötigt, das Magnesium entspannt Muskeln und Gefäße.
Zusätzlich: Rutin hält die Blutgefäße elastisch und beugt so Schlaganfall und Bluthochdruck vor. Buchweizen reguliert den Blutzucker, unterstützt die Zellerneuerung.
Einsatzgebiete: Gesundes, kraftspendendes Nahrungsmittel nicht nur für Sportler.
Nebenwirkungen: Vorsicht bei der Einnahme von Blutverdünnern wie Marcumar®, das Rutin kann deren Effekte verstärken.
Kontraindikationen: Sehr selten Allergie.
Verwendung: Buchweizen kann wie Getreide verwendet werden, er sollte regelmäßig den Speiseplan bereichern. Französische Crêpes werden aus Buchweizenmehl gemacht. Dank der mürben Konsistenz kann man ganze Körner ins Müsli geben, köstlich sind sie (ohne Fett) leicht angeröstet.

Die hübschen Blüten haben viel Ausdauer, bevor sich aus ihnen die Früchte entwickeln.

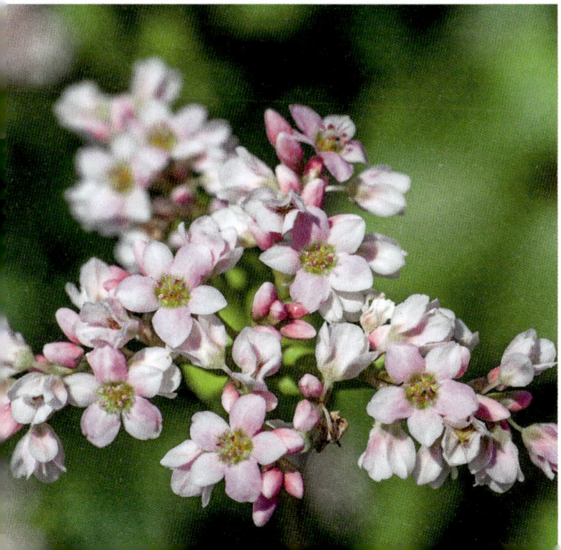

TIPP

REGIONAL GEHT VOR!

In Deutschland wird Buchweizen wieder angebaut, doch sogar Bio-Buchweizen aus China ist bei uns im Handel. Schauen Sie aufs Etikett!

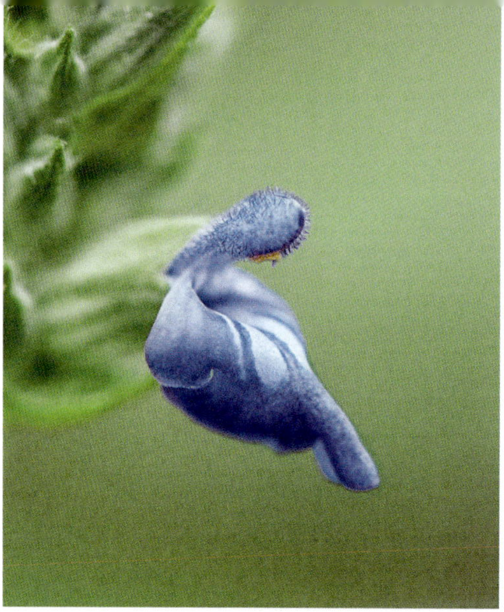

Zarte Pflanze, große Kraft: Die Samen der Chia sind gut für Nerven, Muskeln und Gehirn.

Chiasamen

Salvia hispanica

Ursprünglich wuchs diese Salbeiart aus der Familie der Lippenblütler (*Lamiaceae*) nur in Mexiko und Guatemala, inzwischen wird sie auch in einigen Ländern Südamerikas und in Australien kultiviert. Die einjährige Pflanze kann bis zu 1,50 Meter hoch werden. Sie blüht blau oder weiß, mag nicht viel Feuchtigkeit und ist nicht frosthart. Chia ist wie Buchweizen ein sogenanntes Pseudogetreide und glutenfrei. Die kleinen Samen dienten bereits vor 5 000 Jahren den Ureinwohnern des Kontinents als Nahrung. Aztekische Krieger nahmen der Überlieferung zufolge vor einer Schlacht Chiasamen zu sich, um sich für den Kampf zu stärken.

Inhaltsstoffe: Protein, Kohlenhydrate, Omega-3-Fettsäuren, Kalium, Phosphor, Kalzium, B-Vitamine, Eisen, Kupfer, Zink.
Wirkung: Chia verbessert die Leistungsfähigkeit, unterstützt den Sauerstofftransport, das Nervensystem und die Gehirnleistung.
Zusätzlich: Studien lassen darauf schließen, dass Chiasamen den Blutdruck senken und blutverdünnend wirken. Sie dienen der Zellgesundheit, unterstützen viele Stoffwechselprozesse, fördern die Verdauung und wirken dank ihrer Quellfähigkeit wie Ballaststoffe. Außerdem sollen sie den Aufbau von Knochengewebe unterstützen.
Einsatzgebiete: Wegen der Nährstoffdichte ist Chia ein gutes Nahrungsmittel in Phasen erhöhter Ansprüche an Körper und Geist.
Nebenwirkungen: Weil die Samen aufquellen, können sie besonders bei mangelnder Flüssigkeitszufuhr in Ausnahmefällen zu Blähungen oder Verstopfung führen. Vorsicht bei niedrigem Blutdruck und der Einnahme von Blutverdünnern wie Marcumar® oder Störungen der Blutgerinnung. Bitte sprechen Sie mit Ihrem Arzt.
Kontraindikationen: Aufgrund fehlender Langzeitstudien lautet derzeit die Empfehlung der Europäischen Behörde für Lebensmittelsicherheit (EFSA), pro Tag nicht mehr als 15 Gramm Chiasamen zu essen.
Verwendung: Die Samen werden gern ins Müsli gegeben. Besonders beliebt ist auch »Chia-Pudding« auf der Grundlage der eingeweichten, stark gelbildenden Samen.

Chili

Capsicum-Arten

Chilis gehören zur Gattung Paprika innerhalb der Familie der Nachtschattengewächse (*Solanaceae*). Ursprünglich in Mittel- und Südamerika beheimatet, kommen sie heute vor allem aus tropischen und gemäßigten Zonen sowie aus den Gewächshäusern Europas. Die mehrjährige Pflanze hat unterschiedliche Wuchsformen. Die Vielfalt der Farben, Formen und Schärfe (Scoville-Grad) ihrer Früchte ist groß. Ihre weißen oder lila Blütenkelche erinnern an Maiglöckchen.

Inhaltsstoffe: Das Alkaloid Capsaicin, ätherisches Öl, Vitamin C, Vitamin E, Kalium, Magnesium, Kalzium.

Wirkung: Unsere Nerven erkennen das Capsaicin, das für die Schärfe verantwortlich ist, und senden die Information, dass der Mund verbrenne, an das Gehirn. Von dort werden jede Menge schmerzlindernde Endorphine ▸ **siehe Seite 97** freigesetzt. Daher führt die Schärfe zu Glücksgefühlen.

Zusätzlich: Chilis helfen uns zu schwitzen, was man sich in heißen Ländern zunutze macht, da es die Körpertemperatur senkt. Die Schärfe kann insgesamt zu einem genussvolleren Geschmackserlebnis beitragen.

Einsatzgebiete: Wenn Motivation, Euphorie, vitalisierende Kraft gebraucht werden.

Nebenwirkungen: Chilis in Maßen haben, abgesehen von den direkten Reaktionen auf die Schärfe, keinerlei Nebenwirkungen. Menschen mit einem empfindlichen Magen-Darm-Trakt sollten aber vorsichtig sein, es kann zu Magenschmerzen und vorübergehendem Durchfall kommen. Zudem heißt es nicht umsonst, die Chili brenne zweimal … Auch Sodbrennen tritt manchmal auf.

Kontraindikationen: Aufgrund der Schärfe ist Chili nicht für Kinder geeignet. Vorsicht: Nach dem Verarbeiten von Chili nicht die Schleimhäute berühren, etwa an den Augen. Die Hände mit einem pflanzlichen Öl reinigen, denn Capsaicin ist nicht wasserlöslich.

Verwendung: Chilis passen fast immer, in Saucen, Suppen, Gemüsegerichten, Dips und im Kakao. Die Schärfetoleranz steigt bei regelmäßigem, gerne täglichem Genuss. Ein Zuviel mit Käse, Joghurt, Milch, etwas Olivenöl oder einem Stückchen Brot mildern.

Von vielen heiß geliebt und sorgsam kultiviert: Chilis in ihrer großen Vielfalt.

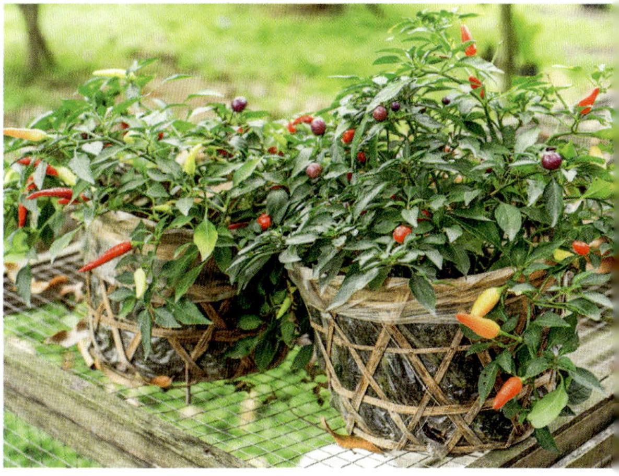

Gerstengras

Hordeum vulgare

Im Frühjahr und Frühsommer wiegen sich auf den Feldern die Ähren mit den langen Grannen wie sanfte Wellen im Wind. Mit zunehmender Reife des Korns verschwindet dieser märchenhafte Effekt: Der Fruchtstand auf den bis zu 1,20 Meter hohen Halmen neigt sich, die Farbe wechselt vom satten Grün ins sommerliche oder herbstliche Gelb. Gerste gehört wie alle Getreidearten zur Familie der Süßgräser (*Poaceae*). Ursprünglich waren Vorderer Orient und Balkan ihre Heimat, seit der Jungsteinzeit wird sie auch in Mitteleuropa angebaut. Die im Winter ausgesäte Gerste kommt vor allem als Tierfutter zum Einsatz, die im Sommer gesäte als Braugerste. Gerstengras sind die Blätter der jungen Pflanze, die zahlreiche Nährstoffe und keine unerwünschten Stoffe des reifen Getreides enthalten.

Zu jeder Jahreszeit versorgt uns Gerstengras mit der frischen Kraft der jungen Pflanze.

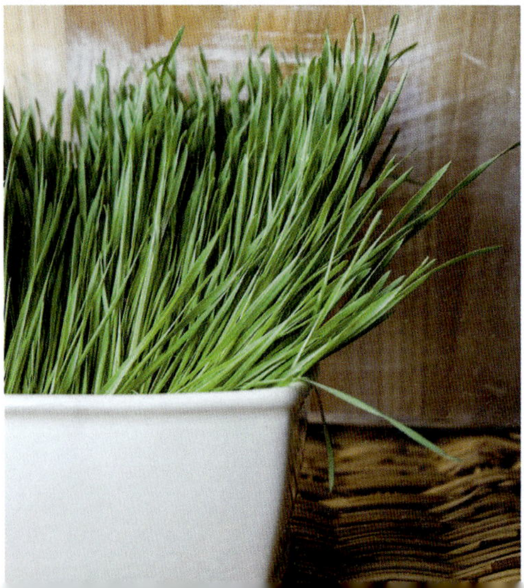

Inhaltsstoffe: Eiweiß, Eisen, Kalzium, Kalium, Magnesium, Natrium, Phosphor, Zink, Kupfer, Schwefel, Mangan, Aminosäuren, Flavonoide, Enzyme, Chlorophyll und jede Menge Vitamine.
Wirkung: Unterstützt durch den hohen Eiweißanteil den Muskelaufbau. Regelmäßig konsumiert, macht es fit und wach, hilft bei Konzentrationsmangel und ist gut für den Säure-Basen-Haushalt. Auch hat es eine stimmungsaufhellende Wirkung, hilft Stress abzubauen und fördert guten Schlaf.
Zusätzlich: Stärkt Herz und Kreislauf, senkt den Cholesterinspiegel, unterstützt Verdauung, Bauchspeicheldrüse und Leber, kann Gelenkprobleme lindern.
Einsatzgebiete: Für Sportler ist Gerstengras eine gute Eiweißquelle, Studenten hilft es, sich zu konzentrieren, und alle profitieren von der stressabbauenden Wirkung.
Nebenwirkungen: Höchstens bei Produkten aus konventionellem Anbau (Pestizide!).
Kontraindikationen: Selten kann eine Allergie bestehen. Glutenunverträglichkeit wird zwar vom Korn und nicht vom Gras ausgelöst, dennoch bitte Vorsicht bei Zöliakie.
Verwendung: Bei Pulver, Kapseln, Saft und Presslingen, etwa von Herbano oder GutFood, bitte Packungsbeilage beachten! Sie können das Gras auch selbst ziehen und zum Beispiel täglich in den Smoothie geben.

Grünkohl

Brassica oleracea var. sabellica

Der Grünkohl wird auch Braun- oder Krauskohl genannt und gehört zur Familie der Kreuzblütler (*Brassicaceae*). Er zählt zu den ältesten Kulturpflanzen, angebaut wird er vor allem in Europa. Grünkohl verträgt Frost und kann bis in den März hinein geerntet werden. Seine sattgrünen, gekräuselten Blätter können auch roh genossen werden und sind in dieser Form in den USA zum Trendgemüse erhoben worden.

Inhaltsstoffe: Jede Menge Ballaststoffe, Eiweiß und Kohlenhydrate, viele Mineralstoffe wie Kalium, Kalzium, Magnesium und viel Eisen, Vitamin A, C, E, K, B_2 und viel Folsäure, Chlorophyll (Blattgrün).

Wirkung: Reich an Nährstoffen, arm an Kalorien, ist Grünkohl ein Energie-Booster.

INFO

CAVOLO NERO

Der delikate Toskanische Kohl (Palmkohl) ist der Stammvater des Grünkohls. Seine Blätter sind dunkler und zarter, schmecken leicht süß und haben weniger vom typischen Kohlgeschmack. Das Nährstoffprofil ähnelt dem des Grünkohls. Auch hierzulande bauen ihn einige Gärtner an!

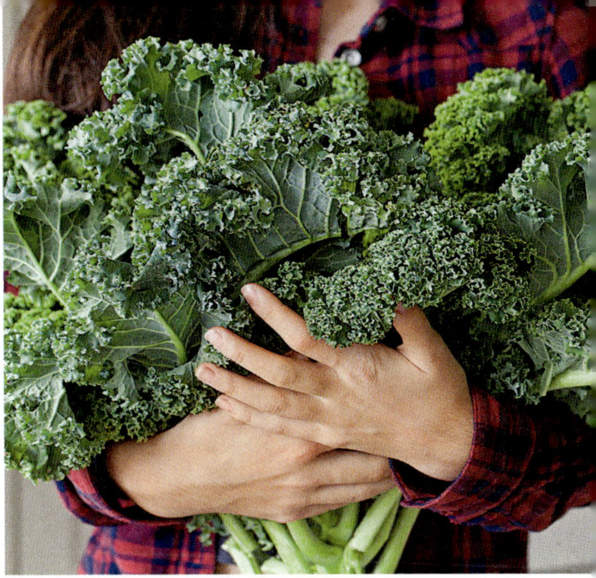

Grüne Kraft für kalte Tage und (tiefgekühlt) das ganze Jahr: Diese Blätter haben's in sich.

Er unterstützt Zellregeneration und Entgiftung und wirkt entzündungshemmend. Der Eisengehalt fördert Blutbildung und Sauerstoffversorgung der Zellen. Das Kalzium unterstützt die Knochen bei Beanspruchung.

Zusätzlich: Grünkohlsaft, täglich genossen, senkt den Cholesterin- und den Blutzuckerspiegel, das enthaltene Vitamin K schützt vor einigen Krebsarten, Vitamin A unterstützt die Augen, und die Nährstoffe kommen auch Haut und Haaren zugute.

Einsatzgebiete: Wenn Körper und Geist in fordernden Zeiten Stärkung brauchen.

Nebenwirkungen: Keine bekannt.

Kontraindikationen: Keine bekannt.

Verwendung: Mit Wasser zu Saft püriert, im Smoothie, in Salaten und Gemüsepuffern, aus dem Wok, blanchiert in Lasagne … Genießen Sie ihn reichlich und regelmäßig.

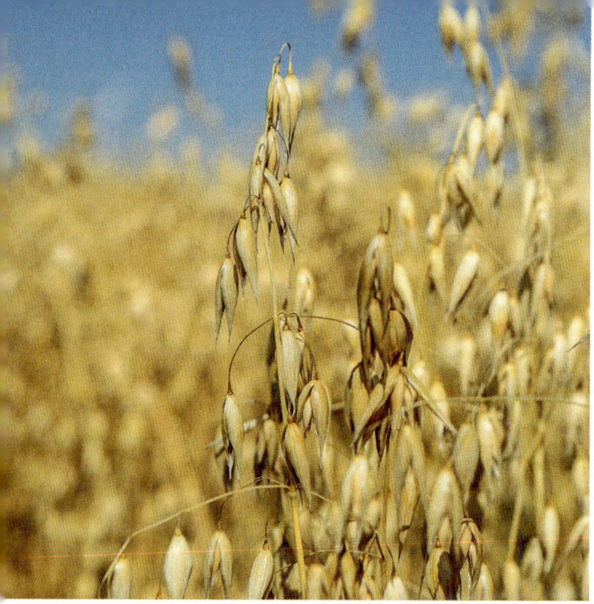

Hafer hat weniger Gluten als andere Getreidesorten und schmeckt wohlig-süßlich.

Hafer

Avena sativa

Hafer, meist wird die Art Saat-Hafer angebaut, gehört zur Familie der Süßgräser (*Poaceae*). Im Gegensatz zu anderen Getreidesorten hat er eine locker fallende Rispe mit Ährchen. Schon die Germanen schätzten ihn, und auch heute wird Hafer im gemäßigten Klima als Nahrungsmittel und Tierfutter angebaut. Hafer wurde 2017 zur »Arzneipflanze des Jahres« gekürt.

Inhaltsstoffe: Eiweiß, gesunde Fettsäuren und Kohlenhydrate, viele Mineralstoffe wie Kalium, Magnesium, Kalzium, Natrium und Eisen, Phosphor, Kupfer und Zink. Vitamin B_1, B_2, B_3, B_5 und B_6, Folsäure, Vitamin E. Der hohe Gehalt am blutzuckersenkenden, darmgesunden Ballaststoff Betaglucan unterscheidet Hafer von anderen Getreiden.

Wirkung: Hafer bringt Klarheit in den Geist und wirkt sich aufgrund der vielen B-Vitamine sehr positiv auf die Nerven aus. Er bringt uns Energie und Kalorien, aber belastet unseren Organismus kaum.

Zusätzlich: Der Cholesterinspiegel wird gesenkt, die Darmschleimhaut geschützt und der Nährstoffabbau verlangsamt. Das wirkt sich auch positiv auf den Blutzuckerspiegel aus. Betaglucan bindet Abfallprodukte der Verdauung und fördert deren Ausscheidung. Als Bad lindert Hafer den Juckreiz von Ausschlägen und Schuppenflechte. Eine Haferdiät soll zur Stabilisierung der Blutzuckerwerte führen und ist günstig bei Diabetes (bitte vorher den Arzt konsultieren).

Einsatzgebiete: Da Hafer lange sättigt und uns konstant mit Energie versorgt, ist er ein »Superfutter« für Trainierende, Studierende, junge Eltern und anderweitig Geforderte. Zum Muskelaufbau eignet sich die Kombination von Hafer mit Quark. Auch bei Nervosität, etwa vor einem Wettkampf oder Bühnenauftritt, sowie bei depressiven Verstimmungen leistet uns Hafer gute Dienste.

Nebenwirkungen: Keine bekannt.

Kontraindikationen: Vorsicht bei einer Glutenunverträglichkeit.

Verwendung: Haferflocken und -kleie im täglichen Müsli genießen, daneben auch als »Haferdrink« (lässt sich sogar für den Cappuccino aufschäumen!) und »Hafersahne«.

Hanfnüsse

Cannabis sativa

Bis zu sieben Meter hoch kann die schöne Hanfpflanze aus der Familie der Hanfgewächse (*Cannabaceae*) werden. Als Nutzhanf bezeichnet man alle Hanfsorten, die nicht als Rauschmittel oder Arznei angebaut werden. Ursprünglich kommt die Pflanze wohl aus Zentralasien. Die Blätter sind die bekannten fünf- bis neunfingrigen »Händchen«. Die drei bis vier Millimeter großen, braunen bis grüngrauen Nussfrüchte und das aus ihnen gewonnene fette Öl sind nahrhafte Lebensmittel. Hanffasern werden für Taue, Seile, Segeltuch, Textilien, Papiere und sogar Baumaterialien verwendet. Nutzhanf-Sorten liegen bei uns im Trend, da Hanf anspruchslos, robust und ertragreich ist und so viele Einsatzmöglichkeiten bietet.

Inhaltsstoffe: Omega-3- und Omega-6-Fettsäuren, Glykoside, Kohlenhydrate und Ballaststoffe, alle essenziellen Aminosäuren, Kalzium, Magnesium, Kalium und Eisen, Vitamin B, vor allem B_1 und B_2, Vitamin E. Hanfsamen sind glutenfrei und daher auch bei Glutenunverträglichkeit geeignet.

Wirkung: Fördern die Muskelregeneration nach dem Training, das Muskelwachstum und sollen sogar den Testosteronspiegel anheben. Der Säure-Basen-Haushalt kommt in Balance, Konzentrationsfähigkeit und Gehirnleistung steigen, wir sind stressresistenter und haben mehr Energie zur Verfügung.

Zusätzlich: Cholesterinsenkend und verdauungsfördernd. Wir haben weniger Heißhunger auf Süßes, entzündliche Prozesse in den Gelenken verbessern sich. Äußerlich eignet sich das Öl hervorragend zur Pflege auch der empfindlichen Haut.

Einsatzgebiete: Hanfnüsse geben einen Energie-Kick vor dem Training oder Wettkampf und bei geistigen Anforderungen.

Nebenwirkungen: Bei einem Zuviel kann es zu Durchfall kommen. Maximal 5 Esslöffel Samen täglich sind zu empfehlen, wobei es günstig ist, mit weniger anzufangen.

Kontraindikationen: Keine bekannt.

Verwendung: Täglich einfach roh verwenden: im Salat (auch das Öl!), im Müsli, als Topping auf Gemüsegerichten …

Entspannt zur Höchstleistung: Hanfnüsse und Hanföl stärken uns mental und körperlich.

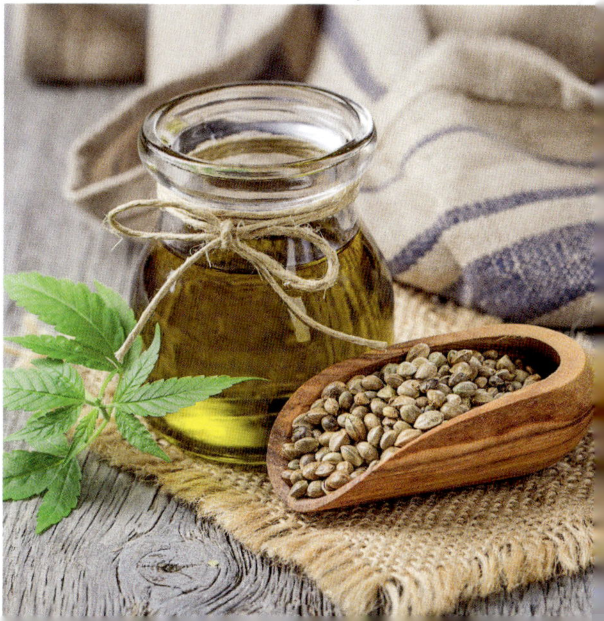

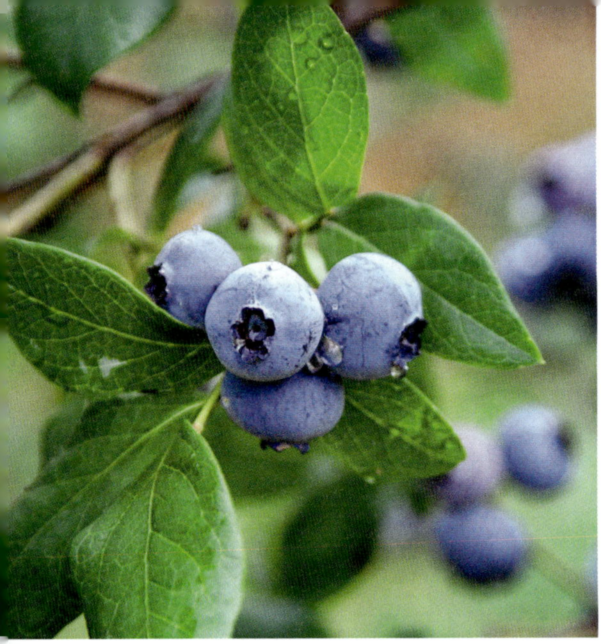

Die gesunden Flavonoide, denen die Beeren ihre Farbe verdanken, heißen Anthocyane.

Heidelbeeren

Vaccinium myrtillus

Die Heidelbeere oder Blaubeere gehört zu den Heidekrautgewächsen (*Ericaceae*). Der bis 60 Zentimeter hohe Zwergstrauch wächst in den Wäldern Mittel- und Nordeuropas. Seine rötlich grünen kleinen Blüten zeigen sich im April und Mai, die Beeren reifen im Spätsommer. Kulturheidelbeeren stammen meist von anderen, nordamerikanischen Arten ab und sind ernährungsphysiologisch oft nicht ganz so wertvoll.

Inhaltsstoffe: Kohlenhydrate, Ballaststoffe, Gerbstoffe, Pektine, Flavonoide (Anthocyane), zahlreiche Vitamine, Kalzium, Eisen, Phosphor, Natrium, Kalium und Zink.

Wirkung: Blaubeeren heben die Stimmung, indem sie den Abbau von Serotonin verlangsamen. Sie stärken die Nerven sowie die Koordination von Muskeln und Nerven.

Zusätzlich: Antioxidativ; Arteriosklerose und Herz-Kreislauf-Erkrankungen vorbeugend, blutdrucksenkend, antibakteriell; antientzündlich, augenstärkend. Helfen frisch der Verdauung, getrocknet bei Durchfall.

Einsatzgebiete: Unlust, Verstimmung, körperlicher oder geistiger Leistungsknick.

Nebenwirkungen: Keine bekannt.

Kontraindikationen: Keine bekannt.

Verwendung: Möglichst oft frisch naschen. Auch tiefgekühlt für Desserts, Crêpes und Kompott; Saft, Extrakt, Kapseln, getrocknet.

INFO

FUCHSBANDWURM

Sicherheitshalber können Sie beim Sammeln diese Empfehlungen des Naturschutzbund Deutschland e. V. (NABU) einhalten: Meiden Sie Sammelstellen wie Hügelkuppen, Felsen, Baumstümpfe oder Wegkreuzungen, da der Fuchs seinen Kot an markanten Plätzen mit Übersicht hinterlässt. Waschen Sie die Beeren und Ihre Hände gut. Wer die Früchte kocht, hat hundertprozentigen Schutz. Einfrieren hingegen nützt nichts.

Kaffee

Arten der Gattung Coffea

Der Kaffeestrauch oder -baum, der aus dem tropischen Afrika stammt, gehört zur Familie der Rötegewächse (*Rubiaceae*). Es gibt um die 6 000 Arten, angebaut werden in erster Linie *Coffea arabica* und *Coffea robusta*. Die Pflanzen können bis zu 4 Meter hoch werden, durch regelmäßiges Stutzen behalten sie jedoch im Anbau die Form eines Strauches. Sie haben ovale, ledrige, dunkelgrüne Blätter und duftende weiße Blütenstände. Die reifen Steinfrüchte (»Kaffeekirschen«) haben eine dunkelrote oder gelbe Schale, ein süßes Fruchtfleisch und zwei (selten auch nur einen) Samen. Man nimmt an, dass die Region Kaffa in Äthiopien das Ursprungsland der Kaffeezubereitung ist. Im 14. Jh. gelangte der Kaffee nach Arabien, ab Mitte des 16. Jh. trat er seinen Siegeszug in Europa an. Angebaut wird er heute vor allem in Südamerika und Südostasien.

Inhaltsstoffe: Koffein, Polysaccharide, Fett, Eiweiß, Säuren, B-Vitamine, Mineralstoffe wie Kalium, Kalzium und Magnesium, Phosphor, Schwefel, Mangan und Eisen.

Wirkung: Zunächst leicht beruhigend, nach zirka 15 Minuten kräftig anregend. Koffein fördert die Freisetzung von Dopamin, was unter anderem die Denkfähigkeit anheizt.

Zusätzlich: Die Verdauung wird angekurbelt, die Bronchien entspannen sich und das Atmen fällt leichter. Früher schrieb man dem Genussmittel Kaffee viele gesundheitsschädliche Wirkungen zu, heute stehen eher seine positiven Seiten im Fokus, etwa möglicher Schutz vor verschiedenen Krebsarten, vor Demenz und Parkinson.

Einsatzgebiete: Kurzzeitiger Leistungsknick, fehlende Motivation und Inspiration, Konzentrationsmangel, zum Munterwerden.

Nebenwirkungen: Bei Empfindlichen Sodbrennen. Harntreibend (aber nach heutigem Wissen nicht übermäßig entwässernd). Bei ungünstigen Konsumgewohnheiten zugleich ermüdend und schlafraubend.

Kontraindikationen: Schwangere und Stillende sollten Kaffee mäßig konsumieren.

Verwendung: Gemahlene geröstete Samen in ihren bekannten Zubereitungsformen, bis zu vier Tassen täglich genießen.

Nicht nur die »Kaffeebohnen« genannten Samen schmecken gut, sondern auch das Fruchtfleisch.

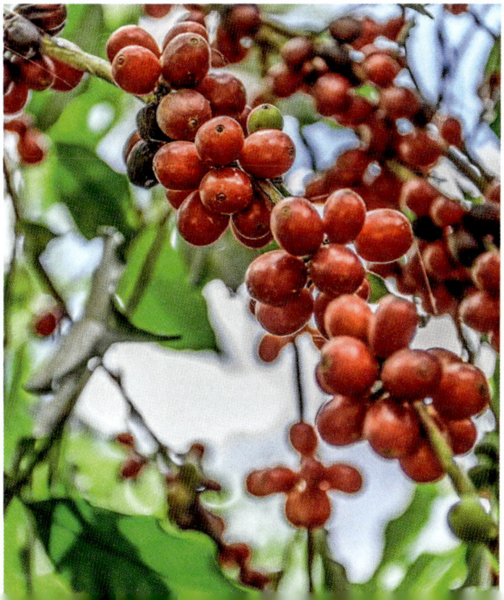

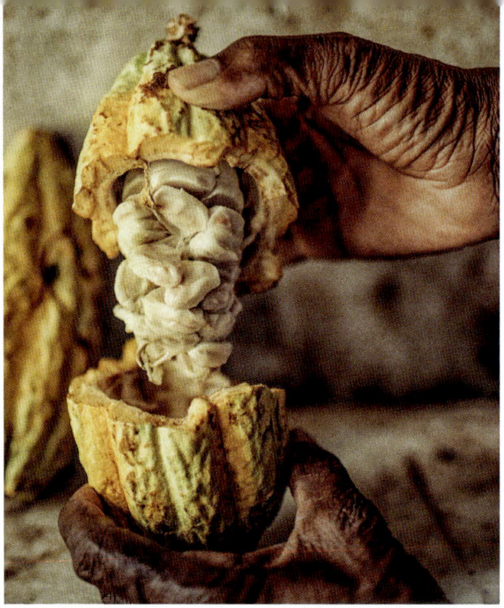

Auch aus dem Fruchtfleisch zaubert man in den Herkunftsländern leckere Drinks.

Kakao

Theobroma cacao

Der immergrüne Kakaobaum aus der Familie der Malvengewächse (*Malvaceae*) gedeiht im Unterholz der Regenwälder Lateinamerikas und wird bis 15 Meter hoch. Auf den heutigen Plantagen stutzt man ihn auf 4 Meter. Direkt aus dem Stamm sprießen Tausende weißer Blüten, von denen nur wenige zu Früchten werden. Die bis 500 Gramm schweren reifen Früchte erinnern mit ihrer gelben bis roten, längs gerillten Schale etwas an Kürbisse. Ins schmackhafte Fruchtfleisch eingebettet sind 30 bis 60 weißliche Samen, die Kakaobohnen, aus denen man nach einem Fermentationsprozess die Grundstoffe zur Herstellung von Schokolade gewinnt.

Inhaltsstoffe: Fett (Kakaobutter), Proteine, Gerbstoffe, Alkaloide (Theobromin und das verwandte Koffein), Mineralstoffe (vor allem Magnesium), Zucker, Flavonoide, Dopamin, Serotonin, Tryptophan (Serotoninvorstufe), Polyphenole, Histamin und Hunderte mehr.
Wirkung: Kakao verbessert den Blutfluss im Gehirn, verfeinert die Sinneswahrnehmung, schützt die Zellen, hilft bei der Regeneration, lockt Endorphine ▸ siehe Seite 97.
Zusätzlich: Wirkt positiv auf Herz, Kreislauf, Lymphe, Hormone, Immunsystem.
Einsatzgebiete: »Durchhänger«; vor einer Prüfung oder nach dem Training.
Nebenwirkungen: Kann bei entsprechender Veranlagung Nierensteine begünstigen.
Kontraindikationen: Histaminunverträglichkeit. Giftig für manche Tiere!
Verwendung: Schokolade mit mindestens 70 Prozent Kakao bei Bedarf pur oder als Heißgetränk genießen, ins Müsli raspeln …

INFO

FAIRER GENUSS

Für die Azteken war Kakao ein heiliges Gottesgeschenk. Man besinnt sich heute darauf, ihm mehr Respekt zu erweisen, und stellt Schokolade in herausragender Qualität mit Bohnen aus fairem Handel her. Genießen Sie sie in Maßen, wie guten Rotwein!

Karotte

Daucus carota subsp. sativus

Die Karotte, Möhre, Mohrrübe, Gelbe Rübe, Rübli oder einfach Wurzel aus der Familie der Doldenblütler (*Apiaceae*) entstand vermutlich aus der Kreuzung der Wilden Möhre sowie der südeuropäischen und eventuell auch der orientalischen Form. Inzwischen sind Sorten in den unterschiedlichsten Farben und Formen erhältlich: weiße, violette, fast schwarze, gelbe, rote, längliche, rundliche … Die Pflanze ist eigentlich zweijährig, sie bildet im ersten Jahr nur eine Blattrosette, einige fiedrige Blätter und die Pfahlwurzel als Speicherorgan aus. Erst im zweiten Jahr zeigt sich ein bis zu 150 Zentimeter hoher verzweigter Spross, der im Juni hübsche cremefarbene Blütendolden trägt.

Inhaltsstoffe: Je nach Kultursorte variiert der Gehalt an Inhaltsstoffen. Reichlich vorhanden ist immer Betacarotin, eine Vorstufe von Vitamin A. Enthalten sind außerdem Kohlenhydrate (Ballaststoffe und Zucker), weitere Vitamine, Eisen, Kalzium, Magnesium, Phosphor, Kalium, Zink, ätherische Öle.

Wirkung: Der Zuckergehalt bringt einen schnellen Energiekick, der durch die Ballaststoffe einige Zeit vorhält. Betacarotin stärkt die Augen und unterstützt vor allem die Kontrastwahrnehmung in der Dämmerung.

Zusätzlich: Betacarotin schützt die Augen vor Makuladegeneration (Netzhauterkrankungen) und dem grauen Star.

Einsatzgebiete: Als aufbauender Snack bei einem Leistungsknick. Zur Stärkung der Augen, wenn diese zum Beispiel nach zu viel Computerarbeit schmerzen und vorübergehend in ihrer Leistung nachlassen.

Nebenwirkungen: Keine bekannt.

Kontraindikationen: Keine bekannt.

Verwendung: Wählen Sie bio und verzichten Sie aufs Schälen, da sich die meisten der wertvollen Inhaltsstoffe unter der Schale befinden. Um an das fettlösliche Betacarotin zu kommen, immer mit etwas Butter oder ein paar Tropfen Pflanzenöl essen, ob als Salat, Vorspeise, in Gemüsegerichten, geraspelt im Meerrettichquark, mit einem Butterbrot und am besten täglich! Das frische Grün wie Petersilie oder für Smoothies verwenden.

Kraftvoller Kick bei Leistungsknick: Karotten schenken schnell Energie, die lange vorhält.

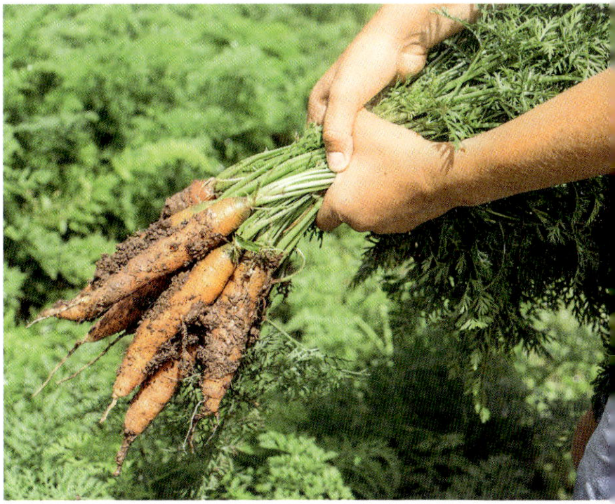

Leinsamen

Linum usitatissimum

Der botanische Name *usitatissimum* sagt es: Lein (Flachs) ist *höchst nützlich*. Er wird seit Langem zur Herstellung von Öl, Seilen, Textilien, Tierfutter, Linoleum, Kosmetika … genutzt. Die einjährige, bis 1 Meter hohe Pflanze aus der Familie der Leingewächse (*Linaceae*) hat hübsche blaue oder weiße Blüten, aus denen sich kugelrunde Samenkapseln entwickeln. Sie sind in fünf Fächer aufgeteilt, in denen sich je zwei flache, glänzende Samen befinden, je nach Sorte sind sie hell- bis dunkelbraun. Ihr Ölgehalt liegt um 40 Prozent. Leinsamen gibt es ganz oder geschrotet. Sehr wertvoll ist auch das hochwertige native Leinsamenöl (Bioladen, oft auch in Bioqualität im Supermarkt).

Lein stärkt uns rundum, und im Garten ausgesät, erfreut er uns mit hübschen Blüten.

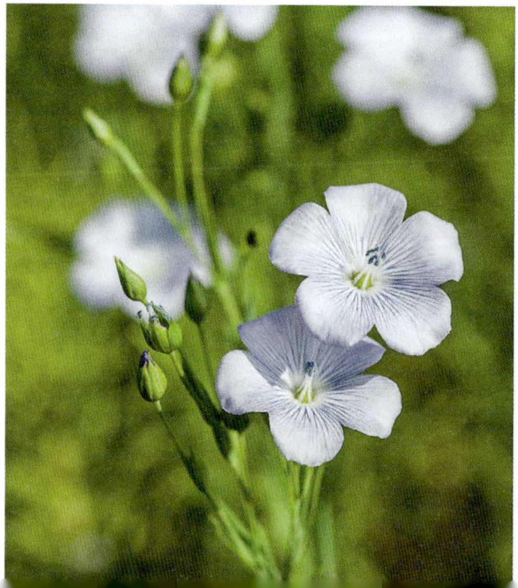

Inhaltsstoffe: Reichlich Ballaststoffe mit Schleimstoffen, Omega-3-Fettsäuren, Proteine, Kalium, Kalzium, Magnesium, Eisen, Jod, Zink, Vitamin B und E sowie östrogenähnliche Stoffe, sogenannte Lignane.
Wirkung: Durch die Omega-3-Fettsäuren wird die Hirnleistung verbessert, Nervenzellen werden unterstützt. Leinsamen spenden lang vorhaltende Energie.
Zusätzlich: Leinsamen können dem Heißhunger auf Süßes entgegenwirken. Cholesterinspiegel und Blutzuckerspiegel werden harmonisiert. Leinsamen fördern die Verdauung, verbessern die Nährstoffaufnahme und schützen den Darm, der so wichtig ist für unsere Abwehrkräfte.
Einsatzgebiete: Leinsamen sollten zur täglichen Ernährung gehören, dann helfen sie uns auch durch anstrengendere Zeiten, schenken uns Fitness für Sport und Freizeit.
Nebenwirkungen: Zu Leinsamen immer genügend Wasser trinken (pro Esslöffel Leinsamen ein Glas), mit zu wenig Flüssigkeit führt er zu Verstopfung. Mit den Samen wegen der verdauungsfördernden Wirkung lieber langsam beginnen.
Kontraindikationen: Darmverschluss und -entzündung. Vorsicht in der Schwangerschaft und bei Medikamenteneinnahme. Bitte in allen Situationen den Arzt fragen.
Verwendung: Täglich in Müsli oder Salat geben. Leinöl auf Pellkartoffeln träufeln (schmeckt hervorragend), für Quark oder Salatdressing verwenden, nicht erhitzen.

Nüsse

Diverse Arten

Sie kommen aus Südamerika, Kalifornien, Australien oder Argentinien, viele wachsen aber auch bei uns, wie die Haselnuss oder die Walnuss. Nicht jede Nuss zählt botanisch zu den Nüssen. Sind drei Schichten der Fruchtwand verholzt, handelt es sich um eine echte Nuss. Das ist bei Walnuss, Haselnuss und Pekannuss der Fall. Cashewnuss, Macadamia, Kokosnuss, Paranuss, Pistazien und Mandeln sind botanisch Steinfrüchte, während die Erdnuss eine Hülsenfrucht ist. Alle haben einen hohen, wenn auch unterschiedlichen Nährstoffgehalt.

Inhaltsstoffe: Von Sorte zu Sorte unterschiedlich. Neben Eiweiß, Kohlenhydraten und Fetten, von denen ein hoher Anteil ungesättigt ist, sind Nüsse gute Lieferanten für die Mineralstoffe Kalzium, Eisen, Kalium, Magnesium, Natrium, Phosphor, Kupfer, Selen, Zink und Mangan, für Omega-3-Fettsäuren (besonders Walnüsse) und jede Menge Vitamine, vor allem B-Vitamine.

Wirkung: Aufgrund ihrer großen Nährstoffdichte sind Nüsse ein super Powerfood. Erdnüsse und Pistazien sind gute Eiweißlieferanten, Walnüsse und Mandeln haben besonders viele Vitamine aus dem B-Komplex, was unseren Nerven zugutekommt. Nüsse helfen uns zu denken, schenken Energie, Kraft und Ausdauer. Gerade Walnüsse haben eine gute Wirkung auf unser Gehirn.

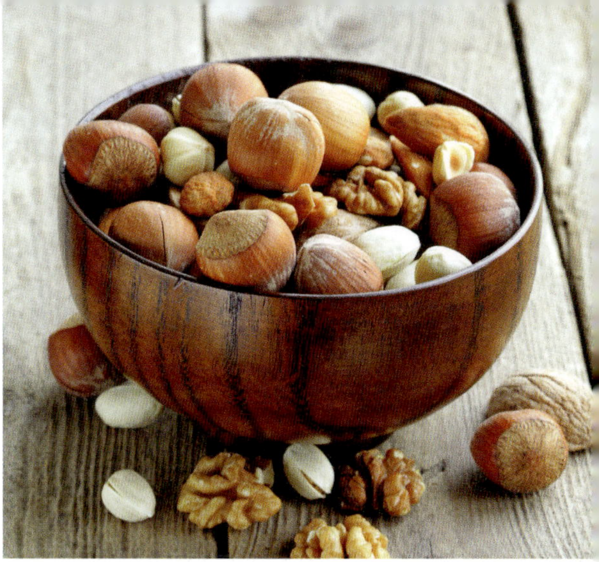

Naturbelassene Nüsse: ein knackiges Vergnügen, das Kräfte weckt und graue Zellen stärkt.

Zusätzlich: Durch den hohen Anteil an ungesättigten Fettsäuren wirken Nüsse positiv auf das Herz-Kreislauf-System, schützen vor Arteriosklerose und einem zu hohen Cholesterinspiegel. Möglicherweise schützen sie sogar vor Parkinson und Diabetes.

Einsatzgebiete: Ob im Büro oder beim Sport, ein paar Nüsse in der Tasche sind immer von Vorteil. Sie kommen zum Einsatz, wenn wir uns lange konzentrieren müssen. Beim Sport dienen sie als kraftvoller Snack zwischendurch oder im Müsli als Grundlage für einen Wettkampf- oder Trainingstag.

Nebenwirkungen: Viele Kalorien …

Kontraindikationen: Allergien.

Verwendung: Täglich pur geknabbert, im Müsli oder Salat, als frisches Pesto … und immer möglichst naturbelassen statt erhitzt, gesalzen, geröstet oder gesüßt.

WELCHE SUPERFOODS SIND SUPER?

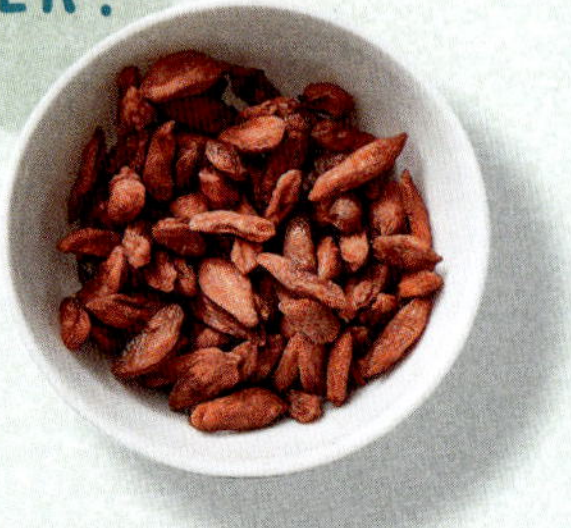

Auch hier muss man oft gar nicht in die Ferne schweifen …

Açaí: Die Frucht von *Euterpe oleracea* sieht unserer Waldheidelbeere nicht nur ähnlich, sie wirkt auch ähnlich, ist ihr allerdings keineswegs überlegen – sie ist lediglich teurer.
Apfelbeere: *Aronia*-Arten gibt es aus heimischem Anbau, die Beeren besitzen leistungsstarke Antioxidanzien. Wegen des Blausäuregehalts größere Mengen erhitzt genießen!
Dattel: *Phoenix dactylifera* beziehungsweise die Frucht der Dattelpalme hat den Beinamen »Brot der Wüste«, hilft mit gesunder Energie über Durststrecken, hebt die Stimmung und entspannt. Genießen Sie sie der Ökobilanz zuliebe getrocknet, aus Bio-Anbau, fairem Handel und in Maßen. Eine gute Alternative sind getrocknete Aprikosen.
Gojibeere: *Lycium barbarum* hilft mit den rotorangen Beeren bei körperlicher Erschöpfung und Konzentrationsmangel. Lange Transportwege und der »Hype« machen sie teuer und es gibt sie meist nur getrocknet, dabei erfüllen unsere heimischen Beeren ähnliche Ansprüche, allen voran die Schwarze Johannisbeere. Der hübsche Strauch gedeiht aber im Garten oder auf dem Balkon, er ist frosthart und trägt reich.
Granatapfel: *Punica granatum* wird oft eine cholesterinsenkende, entzündungshemmende Wirkung zugeschrieben, beides konnte bisher nicht belegt werden. Intensiv untersucht wird die krebsvorbeugende Wirkung.
Guaraná: *Paullinia cupana* ist eine südamerikanische Liane, aus deren Samen ein feines Pulver gewonnen wird. Es wirkt dreimal so stark wie Kaffee, dafür tritt die Wirkung langsamer ein und hält länger vor. Man muss vorsichtig die richtige Menge finden.
Linsen und andere Hülsenfrüchte: Her mit den kleinen Nährstoffpaketen! Sie waren 2016 laut Vereinten Nationen das Superfood des Jahres. Besonders Linsen haben hervorragend verwertbare Proteine, fördern die Konzentration, aktivieren Nervenfunktionen und stärken das Immunsystem.
Maca: *Lepidium meyenii* aus Peru hat fleischige Wurzeln, die wie Ginseng wirken und die Potenz stärken sollen. Maca ist bisher aber so wenig erforscht, dass man sie noch nicht bedenkenlos empfehlen kann.
Pilze: Alle Arten des oft vergessenen Superfoods sind ideale Proteinlieferanten und schenken jede Menge Lebenskraft!

Olive

Olea europaea

Dieser urwüchsige, immergrüne Baum gehört zur Familie der Ölbaumgewächse (*Oleaceae*). Man sagt, je knorriger der Baum, desto besser der Ertrag. Er wird bis 15 Meter hoch und kann ein wahrlich biblisches Alter erreichen. Auf Kreta steht eines der ältesten Exemplare, es ist rund 4000 Jahre alt. Der Olivenbaum oder Echte Ölbaum wächst langsam, braucht Sonne und Wärme und ist vor allem im Mittelmeerraum, im Nahen Osten und in Südafrika zu finden. Seine graugrünen Blätter sind an der Unterseite fein behaart, was den Wasserverlust verringert. Der Stein der bis 4 Zentimeter langen Frucht ist von weichem Fruchtfleisch umhüllt. Unreife, grüne Oliven schmecken eher fruchtig und enthalten mehr Kalzium und Magnesium, reife sind schwarz oder braun bis violett, kräftig würzig und enthalten mehr von den gesunden Fettsäuren (und mehr Kalorien). Die günstigen pechschwarzen Oliven sind fast immer gefärbte grüne! Die Früchte brauchen nach der Ernte eine Zeit in Wasser oder Salzlake, um Bitterstoffe loszuwerden. Ebenso gesund und köstlich wie die Früchte ist das aus ihnen (bei unterschiedlicher Reife) kalt gepresste Öl.

Inhaltsstoffe: Einfach ungesättigte Fettsäuren, Phenole, Flavonoide, jede Menge Vitamin A, B_1, B_2, B_6, C und E, Kalzium, Magnesium, Natrium, Eisen, Phosphor, Zink.

Wirkung: Oliven und Olivenöl schenken uns Kraft und Energie, ohne zu belasten. Sie unterstützen das Gehirn und jede Zelle und locken das Glückshormon Serotonin.

Zusätzlich: Beugt Arterienverkalkung vor, senkt Blutdruck, Herzinfarktrisiko und Cholesterinspiegel, aktiviert den Gallenfluss, fördert Verdauung und Stoffwechsel, strafft die Haut. Antientzündlich. Die Phenole und Fettsäuren kurbeln die Fettverbrennung an.

Einsatzgebiete: Schafft eine gute Basis für alle, die im Sport, im Büro oder im Familienalltag Höchstleistungen vollbringen.

Nebenwirkungen: Keine bekannt.

Kontraindikationen: Keine bekannt.

Verwendung: Öl und Früchte täglich möglichst wenig erhitzt verwenden für Snacks, Dips, Salate, Antipasti, Nudeln …

Der Stab des starken Herkules soll aus dem Holz des Olivenbaums geschnitzt worden sein!

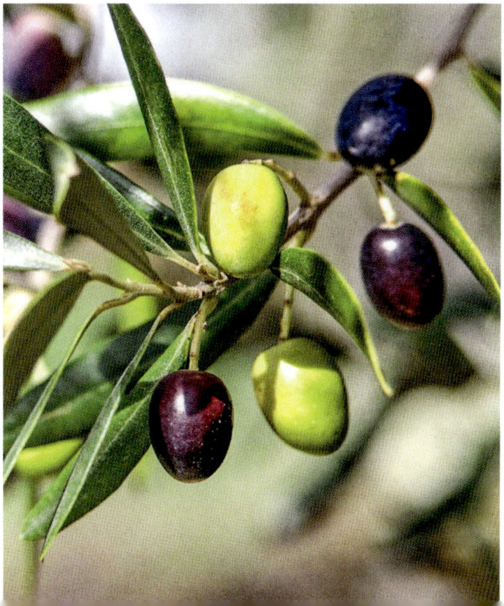

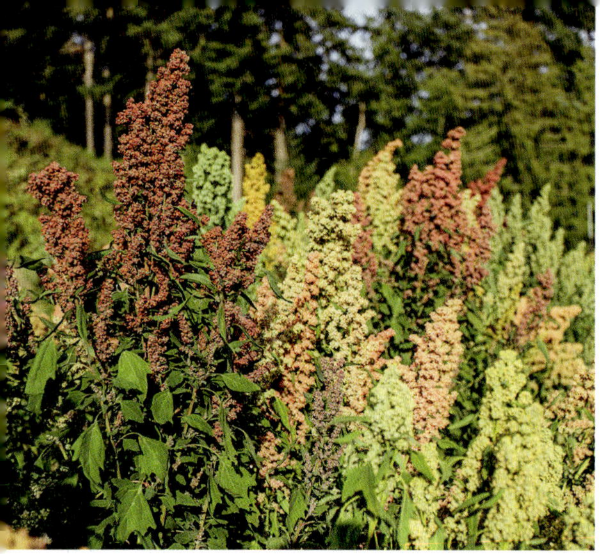

Schon die Ureinwohner Mittelamerikas schätzten die kraftspendenden Samen der Quinoa.

Quinoa

Chenopodium quinoa

Die Quinoapflanze, die zur Familie der Fuchsschwanzgewächse (*Amaranthaceae*) gehört, lieferte schon den Azteken Kraftnahrung. Die einjährige, bis 3 Meter hoch werdende Pflanze gedeiht in den Anden in Höhen bis zu 4200 Meter. Sie hat einen dicken Stängel und je nach Sitz unterschiedlich geformte Blätter, beide changieren von Grün oder Gelb nach Rot und Violett, ebenso die beeindruckenden Blütenstände. In den Anden werden die mineralstoffreichen Blätter gerne als Gemüse oder Salat genutzt, bei uns gibt es nur die Samen zu kaufen. Sie haben die Größe eines Senfkorns und die Form einer Linse, je nach Sorte sind sie weiß, beige, grau, rot oder braun. Wie der Buchweizen ist Quinoa ein sogenanntes Pseudogetreide und somit in der Regel glutenfrei. Achten Sie auf fairen, biologischen Anbau – das gilt auch für den genauso gesunden »kleinen Bruder« des Quinoa, den Amarant!

Inhaltsstoffe: Hochwertige Eiweißzusammensetzung, Kohlenhydrate, Ballaststoffe, Saponine, Kalium, Magnesium, Phosphor, Kalzium, Eisen, Natrium, Zink, Mangan und Kupfer, einige Vitamine, allen voran B_1.

Wirkung: Quinoa hat eine sehr gute Bioverfügbarkeit der Inhaltsstoffe, das heißt, dass unser Körper sie in ihrer speziellen Zusammensetzung gut aufnehmen und optimal verwerten kann. Die Samen machen lange satt, ohne zu belasten, und schützen vor Heißhungerattacken.

Zusätzlich: Quinoa senkt den Blutzucker, hilft den Cholesterinspiegel zu regulieren, wirkt gegen Darmpilze. Eventuell hebt es die Stimmung, indem es die Serotoninproduktion fördert, Studien hierzu stehen noch aus.

Einsatzgebiete: Eine perfekte Grundlage für sportliche Höchstleistungen, aber auch für das Bewältigen eines stressigen Alltags.

Nebenwirkungen: Keine bekannt.

Kontraindikationen: Keine bekannt.

Verwendung: Quinoa wird als Grundnahrungsmittel wie weißer Reis gekocht und kann genauso verwendet werden. Auch kalt als Salat ist es lecker. Vor dem Garen in einem Sieb durchspülen, um einen Teil der reichlich vorhandenen Saponine zu entfernen, die sonst ungünstig wirken.

Rispenhirse

Panicum miliaceum

Die Rispenhirse gehört zur Familie der Süßgräser (*Poaceae*). Ihre Körner sind glutenfrei. Hirse war viele Jahrhunderte lang bei uns ein Grundnahrungsmittel, gerade bei der armen Bevölkerung. Dann nahmen jedoch Mais, Kartoffeln und Weizen ihren Platz ein (übrigens ein Schicksal, das sie mit anderen alten Kulturpflanzen wie Quinoa teilt). In vielen Gebieten Afrikas und in Teilen Asiens gehört Hirse noch heute zu den Hauptnahrungsmitteln. Ihr rispiger Blütenstand kann je nach den äußeren Bedingungen 10 bis 40 Zentimeter lang werden. In jedem Ährchen reift ein kleines, kugeliges, strohgelbes bis braunes Korn heran.

Inhaltsstoffe: Eiweiß, ungesättigte Fettsäuren, Kohlenhydrate, Ballaststoffe, Vitamine, Natrium, Kalzium, Magnesium, Phosphor, Zink, Kieselsäure. Der Eisengehalt kann ebenfalls hoch sein, er hängt aber von vielen verschiedenen Faktoren ab.

Wirkung: Hirse ist leicht verdaulich und sehr gut bekömmlich, ihre Kohlenhydrate werden schnell vom Körper aufgenommen und stellen ihm umgehend neue Energie zur Verfügung. Hirse ist generell ein echtes Kraftpaket. Der hohe Gehalt an Kieselsäure kommt unter anderem unseren Nerven zugute und hilft gegen Müdigkeit und Erschöpfung. Das Magnesium hilft unseren Muskeln, sich (wieder) zu entspannen.

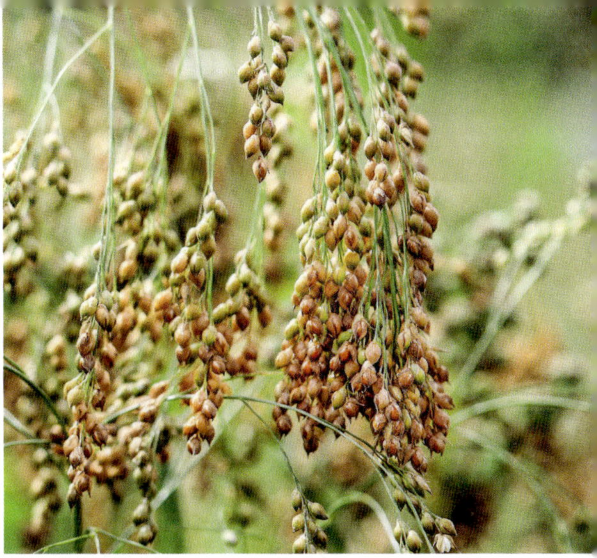

Ein warmes Hirsegericht kann uns trösten, ermutigen, aufrichten, entspannen und stärken.

Zusätzlich: Die muskelentspannende Wirkung nutzt auch unserem Herz und hilft, den Blutdruck zu senken. Die Ballaststoffe haben eine positive Wirkung auf das Verdauungssystem, die Kieselsäure wirkt wunderbar aufbauend auf Haut und Haare und stärkt das Bindegewebe.

Einsatzgebiete: Als Snack und Energielieferant für zwischendurch bei Ausdauersport (zum Beispiel in Form von Hirsekeksen), regelmäßig zum Beispiel als warmes Frühstück bei Stress, einem angegriffenen Nervenkostüm, bei Müdigkeit und Erschöpfung.

Nebenwirkungen: Keine bekannt.

Kontraindikationen: Keine bekannt.

Verwendung: Regelmäßig wie Reis, in süßem Brei und fruchtigen Aufläufen, als Flocken im Müsli, zum Backen (hierzu am besten Braunhirse verwenden), in Bratlingen …

Rote Bete

Beta vulgaris ssp. vulgaris, Conditiva-Gruppe

Die Rote Bete oder rote Rübe gehört zur Familie der Gänsefußgewächse (*Chenopodiaceae*). Verwandt ist sie mit Mangold und der Zuckerrübe, und sie stammt wahrscheinlich aus Nordafrika, von wo die Römer sie nach Europa brachten. Die Pflanze ist wie die Karotte eigentlich zweijährig. Neben den Sorten mit purpurroten Rüben gibt es auch solche mit weißen, goldgelben und rot-weiß geringelten. Die Rüben, aber auch die Blätter sind ein leckeres, wertvolles Wintergemüse, die Ernte ist bis kurz vor dem ersten Frost möglich. Nach dem Verzehr der purpurroten Variante nehmen bei den meisten Menschen Stuhl und Urin vorübergehend etwas von der roten Farbe an. Dies ist harmlos!

Bei Ausdauersportlern sind Rote Beten wegen ihrer leistungssteigernden Wirkung gefragt.

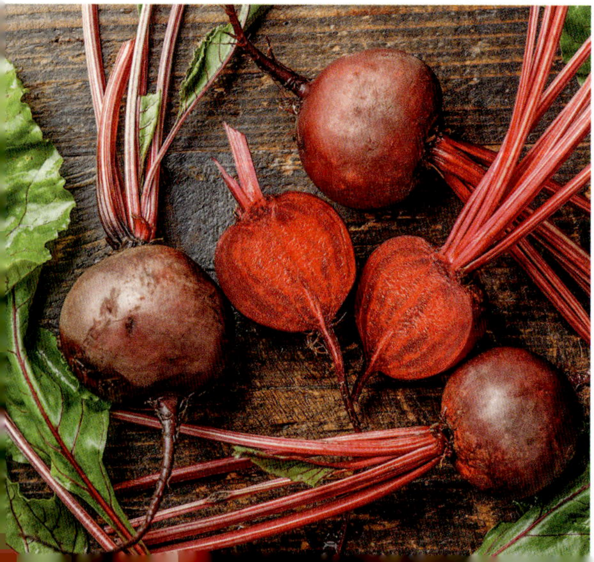

Inhaltsstoffe: Glykoside, Vitamine, Eisen, Kalium, Folsäure, Ballaststoffe.
Wirkung: Rote Beten fördern die Sauerstoffversorgung der Muskeln und des Herzens. Zudem wird der Sauerstoffverbrauch reduziert, was einen niedrigeren Energiebedarf des Körpers zur Folge hat. In Studien konnten eine höhere Belastbarkeit und eine Leistungssteigerung festgestellt werden.
Zusätzlich: Fördert die Blutbildung, schützt die Gefäße, ist antioxidativ ▸ siehe Seite 30.
Einsatzgebiete: Kann im Ausdauersport Leistung und Durchhaltevermögen fördern.
Nebenwirkungen: Kühl lagern! Bei unsachgemäßer Lagerung kann sich das in der Roten Bete gespeicherte Nitrat zu schädlichem Nitrit umwandeln, das unter anderem die Entstehung von Krebs begünstigt und die Sauerstoffversorgung beeinträchtigt.
Kontraindikationen: Mit Vorsicht genießen bei der Neigung zu Nierensteinen, Rote Bete kann ihre Bildung begünstigen. Auch bei Morbus Crohn ist Vorsicht geboten, besprechen Sie die Verwendung mit Ihrem Arzt!
Verwendung: Als Saft, im Smoothie, roh geraspelt oder fein geschnitten im Salat (gibt Joghurtdressings oder Apfelwürfeln eine tolle Farbe), gedämpft, in Eintöpfen, etwa mit anderen Wintergemüsesorten wie Karotten, Pastinaken und Winterkohlrabi, in Suppen wie dem russischen Borschtsch, in Pilz- und Wildgerichten (toll mit Rotwein und Rosmarin) …, wegen des Nitratgehalts aber nur zwei- bis dreimal pro Woche.

Spinat

Spinacia oleracea

Die einjährige Spinatpflanze gehört wie Quinoa zur Familie der Fuchsschwanzgewächse (*Amaranthaceae*), die Kulturform kam wahrscheinlich aus Kleinasien zu uns. Die langgestielten eiförmigen Blätter sind knallgrün und zart mit einem glatten Rand. Lässt man die Pflanze wachsen, zeigt sich bald ein um 50 Zentimeter hoch werdender Stiel, der weißlich grüne Blüten trägt. Daraus entwickeln sich kleine, essbare Früchte.

Inhaltsstoffe: Kalium, Kalzium, Magnesium und Natrium, Vitamin B_1, B_2, B_3, B_6, C, E. Eisen (längst nicht so viel, wie früher angenommen, doch nennenswert vorhanden), Phosphor, Kupfer und Zink, Chlorophyll.

Wirkung: Spinat gibt uns sofort Energie und sättigt nachhaltig, ohne zu belasten.

Zusätzlich: Das Chlorophyll belebt.

TIPP

GRÜNE VIELFALT

Mangold ist nicht verwandt mit dem Spinat, lässt sich aber genauso verwenden und ist ebenso gesund. Zusätzlich enthält er viel Vitamin K. Auch Brennnesselblätter schmecken wie Spinat zubereitet gut, sie liefern viel Kieselsäure und Chlorophyll.

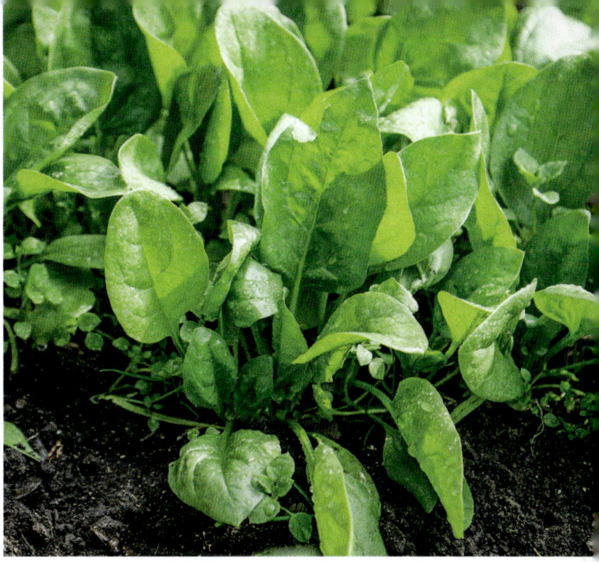

So kraftvoll wie Popeye: Spinat gibt uns schnell frische Energie, ohne zu belasten.

Einsatzgebiete: In Zeiten starker körperlicher oder geistiger Beanspruchung.

Nebenwirkungen: Die enthaltene Oxalsäure gibt ein stumpfes Gefühl an den Zähnen und kann die Kalzium- und Eisenaufnahme behindern. Siehe »Verwendung«.

Kontraindikationen: Vorsicht bei der Neigung zu Nierensteinen.

Verwendung: Roh in Salat und Smoothie, gedämpft als Beilage, für Nudelsaucen und orientalische Gerichte, mit Kartoffeln und Spiegelei … Ein Schuss Sahne bindet dank Kalzium die Oxalsäure. Oder Sie blanchieren den Spinat und drücken ihn etwas aus, so reduzieren Sie auch gleich den Nitratgehalt ▸ **siehe Seite 88**. Tiefkühlspinat ist bereits blanchiert. Spinat steht uns das ganze Jahr aus heimischem Anbau zur Verfügung, er sollte regelmäßig auf den Tisch kommen.

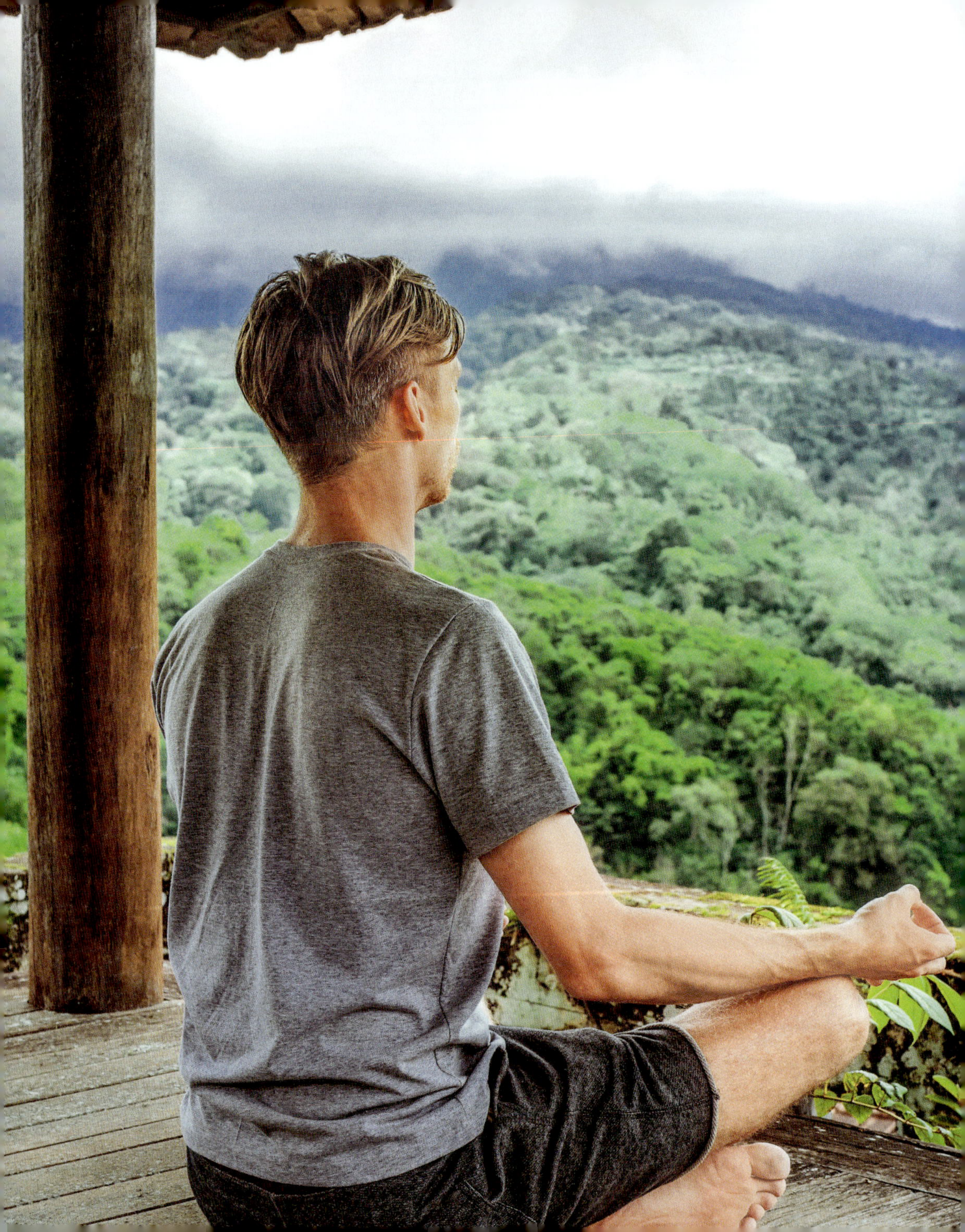

SO MACHEN SIE NOCH MEHR DRAUS!

DAS IST NATUR PUR: MIT DEN EIGENEN POTENZIALEN VON KÖRPER UND PSYCHE ZU MEHR LEISTUNGSFÄHIGKEIT UND LEBENSFREUDE FINDEN. KOSTET (FAST) NICHTS, IST GANZ EINFACH UND IMMER VERFÜGBAR.

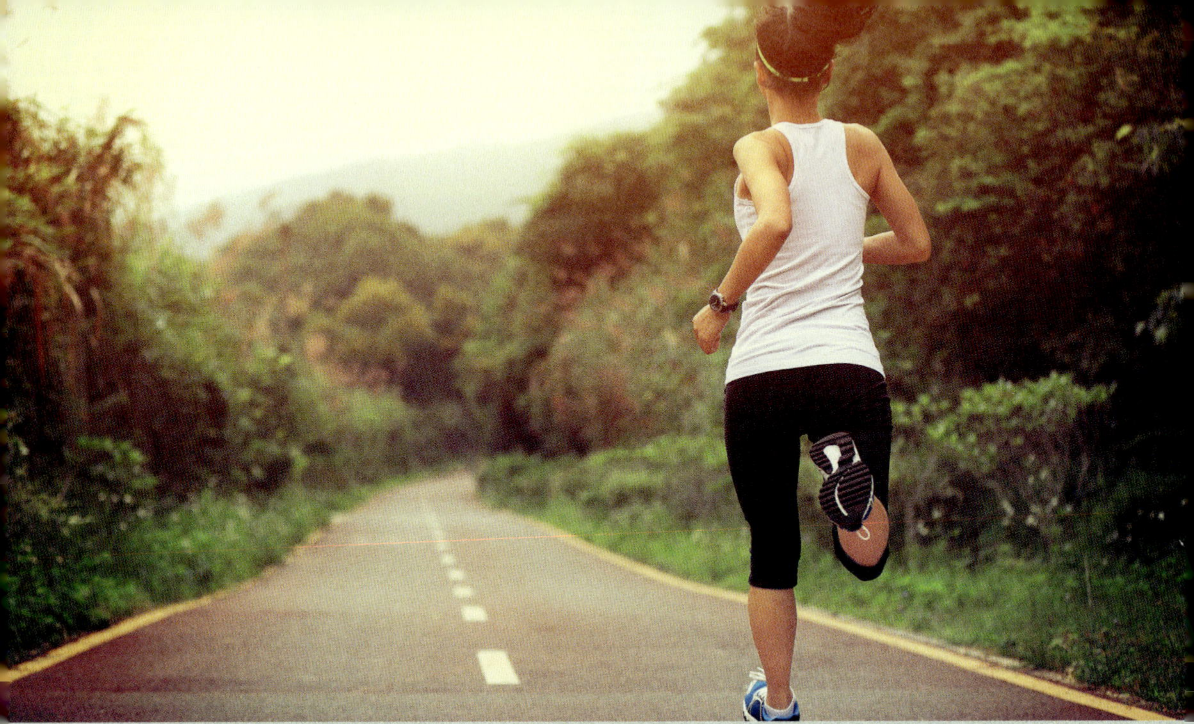

KÖRPEREIGENE DROGEN LOCKEN

Unsere Botenstoffe ▸ **siehe Kasten rechte Seite** sind machtvolle körpereigene Drogen. Sie helfen uns, bei Laune zu bleiben, unsere Kraft auszuschöpfen und zu steigern, unsere Leistungsgrenzen zu erweitern, schnell zu reagieren und kluge Entscheidungen zu treffen, uns anderen Menschen zugehörig zu fühlen, zu genießen, Glück zu empfinden, uns zu entspannen, erholsam zu schlafen und am nächsten Tag wieder hellwach zu sein, anstrengende Phasen zu meistern und für kurze Zeit Schmerzen auszuhalten. Der Körper produziert sie meist von allein und nach Bedarf, aber durch unser Verhalten können wir die Produktion der körpereigenen Dopingmittel noch mehr in Schwung bringen. Die wichtigsten körpereigenen Drogen stelle ich Ihnen in diesem Abschnitt vor. In den Umschlagklappen finden Sie noch ein paar dazu passende Tipps.

Acetylcholin

Dieser Neurotransmitter hat überaus wichtige Aufgaben im gesamten Nervensystem. Acetylcholin sorgt zum einen dafür, dass unser Intellekt funktionsfähig bleibt, ermöglicht uns logisches Denken, Vernunft, Kritik- und Urteilsfähigkeit. Mit anderen Worten: Es ist dafür verantwortlich, dass wir die aus unserer Umgebung erhaltenen Informationen sinnvoll verarbeiten können. Zu seinen Aufgaben gehört außerdem die Steuerung von Hunger und Durst, Schlafen und Wachen. Je mehr Acetylcholin in unserem Gehirn ist, desto ruhiger ist unser Körper. Außerdem spielt es eine Rolle bei der Übertragung von Nervenimpulsen auf die Skelettmuskulatur, denn die Andockstelle vom Nerv zum Muskel braucht Acetylcholin. Ohne den Neurotransmitter wäre es uns also weder möglich, einen Marathon zu laufen, noch, jemanden anzulächeln.
Zusätzlich hat Acetylcholin viele weitere Aufgaben wie zum Beispiel Anregung der Verdauungssekrete, Erektion, Pulsverlangsamung und Senkung des Blutdrucks oder eine vermehrte Tränendrüsensekretion. Mangelt es an Acetylcholin, kann unser Nervensystem unsere Bewegungen nicht mehr optimal steuern. Das ist zum Beispiel der Fall, wenn wir sehr müde sind. Dann verlangsamt sich die Reizübertragung und »die Luft ist raus«. Arme und Beine fühlen sich schwer wie Blei an und die Augen fallen uns zu. Die Einkaufstasche scheint plötzlich hundert Kilo zu wiegen, die Haustür tausend, und jemand scheint im Treppenhaus zusätzliche Stufen eingebaut zu haben …

Trainieren und meditieren

Acetylcholin ist also wichtig für die Funktion von Muskeln und Gehirn. Je mehr wir uns bewegen, desto höher ist die Konzentration von Acetylcholin an den Muskeln. Die Reservoire der Muskeln stehen aber dem Gehirn nicht zur Verfügung – wir versorgen es mit Acetylcholin, indem wir Gehirntraining betreiben ▸ **siehe ab Seite 102** und meditieren. Gerade nach einer anstrengenden Phase ist die tiefe innere Ruhe, die wir in der Meditation erleben, ausgesprochen hilfreich. Mehr dazu lesen Sie ab Seite 113.

INFO

BEGRIFFSKLÄRUNG

Botenstoffe steuern die Signalübertragung von einer Nervenzelle auf andere Zellen, zum Beispiel auf Muskelzellen oder andere Nervenzellen.
Neurotransmitter sind Botenstoffe, die Signale innerhalb des Nervensystems blitzschnell weiterleiten.
Hormone sind Botenstoffe, die Informationen über weitere Strecken im Körper transportieren.

Adrenalin und Noradrenalin

Diese beiden eng verwandten Stoffe kommen als Neurotransmitter in Nervenzellen vor sowie auch als Hormone im Blut. Beide werden von Zellen des Nebennierenmarks gebildet. Sie gehören gemeinsam mit Dopamin ▸ **siehe Seite 96** zu den sogenannten Katecholaminen, die auch eine wichtige Rolle in der Notfall- und Intensivmedizin spielen, unter anderem im Rahmen von Wiederbelebungsmaßnahmen.
Die beiden Botenstoffe sind vielen im Zusammenhang mit Stress, Angst und Kampf- beziehungsweise Fluchtbereitschaft geläufig. Sie werden ausgeschüttet, wenn wir unter Stress sind, Angst haben und etwas Bedrohliches in unser Leben tritt. Sie sorgen dafür, dass wir schnell und angemessen handeln können und keine Energie verschwenden mit Dingen, die momentan nicht für das Überleben notwendig sind. Schnelle, kluge Entscheidungen müssen zum Beispiel getroffen werden, wenn wir in der Stadt Auto fahren und plötzlich der bunte Kinderball zwischen einer Reihe parkender Autos auf die Straße rollt. Oder wenn uns auf dem Heimweg eine Gruppe aggressiver Mitmenschen bedrohlich den Weg versperrt. Oder aber selbst dann, wenn wir eine Situation zwar als bedrohlich empfinden, aber keine Gefahr für Leib und Leben droht – sei es wenn bei einer Prüfung eine unerwartete Frage kommt oder wenn der Chef überraschend zum Gespräch bittet. In Situationen wie diesen braucht es neben blitzschnellen Entscheidungen auch Durchhaltevermögen, Widerstandskraft und einen wachen Geist.

Das passiert im Körper

Unter Einfluss von Adrenalin und Noradrenalin steigt der Blutdruck, die Bronchien werden erweitert, sodass wir besser Luft bekommen und der Organismus einschließlich der Muskeln mit mehr Sauerstoff versorgt wird. Der Puls, die Herzschlagfrequenz und die Durchblutung des Herzens sowie der Muskeln erhöhen sich, die Schweißsekretion steigt an. Die Pupillen erweitern sich, die Leber und die Muskeln bauen vermehrt aus ihren Speichern Glykogen zu Glukose ab, die uns als schnelle Energie zur Verfügung steht. Im Gegenzug vermindern sich durch eine Engstellung der dortigen Gefäße die Verdauungsaktivitäten.
Wir sind nun hellwach und in Alarmbereitschaft, können schneller und effektiver denken und handeln, fühlen uns fit und der Aufgabe gewachsen. Eine positive Aggressivität macht sich in uns bereit, zugleich sorgt das Noradrenalin für ein erhöhtes Selbstbewusstsein und für Zuversicht.
Gleichzeitig werden weitere aktivierende Botenstoffe ausgeschüttet: Cortisol ▸ **siehe Seite 120** und Endorphine ▸ **siehe Seite 97** sowie Thyroxin aus der Schilddrüse, das unter anderem die Stoffwechseltätigkeit und die Körpertemperatur erhöht.

Action, bitte!

Die links beschriebene Stressreaktion ist ein Erbe aus der frühen Geschichte der Menschheit: Ob bei der Flucht vor einem wilden Bären, beim Kampf mit Konkurrenten oder auf der Jagd nach einem für das Abendessen geeigneten Tier – stets ging es ums Überleben. Die ausgeschütteten Botenstoffe wurden jetzt dringend gebraucht. Und: Sie wurden durch die Bewegung allmählich wieder abgebaut, sodass sich nach gelungener Flucht oder erfolgreicher Jagd wieder angenehme Entspannung einstellen konnte. Genau dieser Effekt fehlt uns heute sehr oft, da wir in den modernen Stresssituationen ja selten fliehen oder kämpfen können. Die Stress-Botenstoffe werden deshalb nicht schnell genug und nicht vollständig wieder abgebaut, sodass viele von uns sich dauernd gestresst, nervös und gereizt fühlen.

Positiver Stress

Wie können wir also die negativen Effekte der Stressreaktion umgehen beziehungsweise Stress abbauen und gleichzeitig die positiven Effekte nutzen, ohne dauergestresst zu sein? Mit Dingen, die uns pushen, die uns Spaß machen. Zum Beispiel:

- Laute Musik hören und dazu ausgelassen tanzen oder beherzt die Fenster putzen.
- Eine dynamische Meditation machen ▸ **siehe Seite 113.**
- Laut schreien, brüllen und kreischen, am besten gemeinsam mit anderen.
- Mit dem Mountainbike einen knackigen Berg in Angriff nehmen und dabei eigene Temporekorde brechen.
- Oft Sport machen und Bewegung in den Alltag einbauen ▸ **siehe ab Seite 101.**
- Außerdem: Den Sinnen zu folgen, bewusst zu riechen, zu sehen und zu hören, lässt den Noradrenalinspiegel ansteigen.

INFO

STRESSHORMONE AUF DEM TELLER

Viele Menschen in den Industrienationen essen täglich Fleisch. Damit nehmen sie zusätzlich jede Menge Stresshormone auf, weil die Tiere am Schlachttag schon durch die Transportbedingungen oft sehr gestresst sind. Interessieren Sie sich dafür, wo das Fleisch herkommt – die meisten Biobauern etwa legen Wert darauf, stressarme Tiertransporte durchzuführen. Zudem ist das Fleisch von artgerecht gehaltenen Tieren schadstoffärmer und reicher an gesundheitlich wertvollen Fettsäuren. Sie tun also nicht nur den Tieren, sondern auch Ihrer Gesundheit etwas Gutes, wenn Sie Wert auf Klasse statt auf Masse legen. Und für die restlichen Wochentage gibt es wunderbare Alternativen, zum Beispiel die aus diesem Buch.

Dopamin

Dopamin hat im Körper eine sehr wichtige Aufgabe zu erfüllen: Wir brauchen es, damit Impulse von Nervenzelle zu Nervenzelle weitergeleitet werden können. Dopamin wird wie Adrenalin und Noradrenalin unter anderem im Nebennierenmark hergestellt. Genaugenommen handelt es sich hier um ein Zwischenprodukt von Adrenalin und Noradrenalin. Der Neurotransmitter Dopamin gilt als antriebs- und motivationssteigernd. Er wirkt stimmungsaufhellend und macht, vor allem zusammen mit Noradrenalin, glücklich, manchmal sogar euphorisch. Harmonische Bewegungen werden durch Dopamin erst möglich, und auch Denkfähigkeit, Kreativität und Fantasie brauchen diesen Stoff. Dopamin stimuliert außerdem die Sexualität sowie die Abwehrkräfte.

Das richtige Maß

Der Körper schüttet vermehrt Dopamin aus, wenn wir verliebt sind oder andere besonders schöne Erfahrungen machen. Stress ist dagegen der größte Feind des Dopamins. Haben wir zu wenig davon, mangelt es uns an Motivation und Leistungsfähigkeit. Mit zu wenig Dopamin fehlen uns die sprühenden Ideen und die Möglichkeiten der kreativen Umsetzung. Wir sind lustlos und schnell angeschlagen. Die Gefahr einer Depression steigt. Ist der Mangel sehr hoch, bekommen wir Morbus Parkinson.

Haben wir dagegen zu viel, erschöpfen wir unsere Nervenzellen. Man nimmt an, dass hier eine der Ursachen für Schizophrenie zu finden ist. Drogen wie Kokain verstärken übrigens die Wirkung von Dopamin, deshalb möchten wir sie immer wieder verwenden, wenn wir sie einmal probiert haben. Medikamente, die als »Neuroleptika« im Umlauf sind, blockieren die Dopaminrezeptoren, also die Schlösser an unseren Zellen, in die der Schlüssel Dopamin passt – mit teils fatalen Folgen. Manche Menschen fühlen sich mit diesen Medikamenten seelisch und körperlich wie »lebende Tote«, was zeigt, wie wichtig Dopamin für unsere Lebendigkeit und Freude, für harmonische Bewegungen und eine gute Feinmotorik ist.

Im Flow

Dopamin fördert das Fantastische in uns, die Kunst und die unangepasste Individualität. Immer wenn wir nicht versuchen, dem Mainstream zu folgen, sondern unsere eigenen Ideen und Fantasien leben, kurbeln wir die körpereigene Dopaminproduktion an. Alles was eine trancehafte Wirkung hat, von Meditation bis zur absoluten Hingabe an eine Aufgabe, fördert Dopamin. Auch Yoga, Übungen für die Feinmotorik, ob wir Bäume umhäkeln, Mini-Landschaften bauen, Zither spielen oder basteln, gehören dazu. »Unmöglichem« Raum zu geben, Zeit für Tagträume und Fantasiereisen fördern diesen Künstler unter den Botenstoffen.

Endorphine

Vielleicht kennen Sie das: Die laue Sommernacht war viel zu schön, um nach Hause zu gehen, und so hat man bis zum frühen Morgen durchgetanzt – wider Erwarten fühlt man sich den ganzen folgenden Tagen über prächtig. Oder: Die Fahrradtour war lang und anstrengend, doch kurz vor dem Ziel könnte man plötzlich immer weiterfahren. Das Geheimnis dahinter: gute Gefühle, hervorgerufen durch körpereigene Opioidpeptide, die Endorphine. Diese Neurotransmitter sind in ihrer Wirkung dem Rauschmittel Opium, das aus Schlafmohn gewonnen wird ▸ **siehe Seite 20**, erstaunlich ähnlich.
Auch mancher Marathonläufer kennt das: Nach einigen Kilometern verschwinden die anfänglichen Schmerzen, die Stimmung steigt, Glücksgefühle bis hin zur Euphorie machen sich breit. Schwerverletzten springen die Endorphine zur Seite, indem sie den Schmerz erst mal ausblenden. Man nimmt an, dass es sich um eine Notfallreaktion des Körpers handelt, abschließend erforscht sind die Zusammenhänge noch nicht.
Körpereigene Endorphine schenken uns ein rauschartiges Wohlgefühl. Unter ihrem Einfluss funktionieren Augen und Nase besser, der Blutdruck sinkt, die Atmung verlangsamt sich, der Darm beruhigt sich. Endorphine gelten als antidepressiv und fördern den Schlaf. Außerdem verengen sich unter ihrem Einfluss die Pupillen.

Tanz ins Glücksgefühl

Die Ausschüttung der Endorphine wird durch Meditation, Autogenes Training und Yoga gefördert. Auch langsames Tanzen wie Kreistänze, warme Bäder, langsame Entspannungsmassagen, Übungen wie Handauflegen oder Reiki rufen die opiumähnlichen körpereigenen Stoffe auf den Plan. Sport macht glücklich, das ist bekannt, Endorphine unterstützen vor allem Extremsportler wie Marathonläufer, Bergsteiger oder Drachenflieger. Auch Chilis und Schokolade setzen Glückshormone frei ▸ **siehe Seite 73 und 80**, ebenso wie der Geruch von Vanille, gelebte Sexualität oder ein einfaches, ehrliches Lächeln. Auch Fasten und zeitweiliger Verzicht auf Internet und Fernsehen können Glücksgefühle hervorrufen.

Ein beherztes Eisbad mit anschließendem Aufwärmen, und die Hormone tanzen vor Freude!

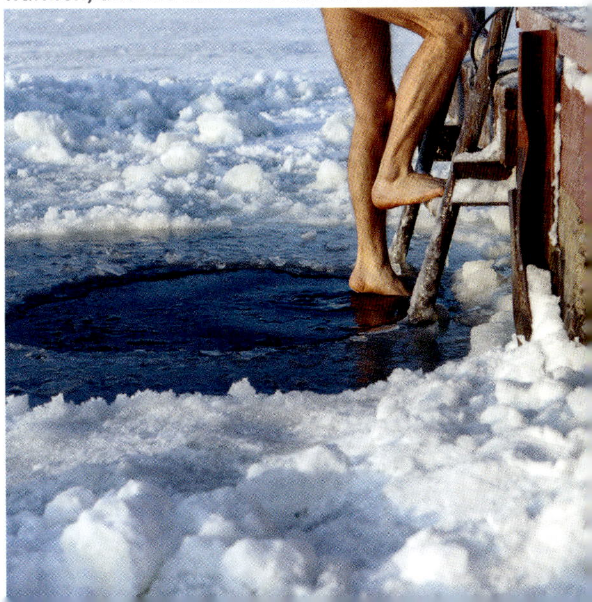

Endovalium

Dieser körpereigene Stoff ist das Vorbild des starken Psychopharmakons Diazepam, besser bekannt unter dem Handelsnamen Valium. Endovalium beruhigt, wirkt schlaffördernd, angstlösend, entspannend und stimmungsaufhellend. Unter seinem Einfluss nehmen wir die Welt ganz entspannt und wie durch die berühmte rosarote Brille wahr, vieles ist uns gleichgültig, Probleme lösen sich, zumindest aus unserer subjektiven Sicht, in Wohlgefallen auf. Wir fühlen uns friedlich und im Einklang mit uns selbst und anderen. In Harmonie und Ausgeglichenheit relaxen wir auf Wolke sieben.
Unser körpereigenes Valium wird nur bei Bedarf ausgeschüttet und danach sofort wieder abgebaut. Unser Körper verhindert so, dass wir zu oft in den Genuss dieses entspannten Zustandes kommen, der zwar sehr angenehm, aber weder produktiv noch in jeder Situation überlebensdienlich ist. Er sorgt lediglich immer wieder einmal für eine tiefe Entspannung, nach der wir uns wieder frisch und leistungsfähig fühlen.

Alles fließt ...

Alles was uns entspannt, regt die Produktion von Endovalium an, das kann zum Beispiel Progressive Muskelentspannung nach Jacobson sein, autogenes Training, Yoga, Trancetechniken und (Selbst-)Hypnose. Auch einige entspannende Atemtechniken helfen uns, in Eigenregie in den Genuss dieses Entspannungshormons zu kommen, ebenso Fantasiereisen und Tagträume, das lange absichtslose Sitzen am Fluss und unter Bäumen, außerdem alle Dinge, die unser Nervensystem in einen Wechsel von Anspannung und Entspannung bringen, wie Saunagänge mit anschließender eiskalter Dusche oder sehr schnelles im Wechsel mit sehr langsamem, bewusstem Atmen.

Oxytocin

Man nennt es auch das »Kuschelhormon«, und wir alle haben es gleich bei der Geburt kennengelernt: Oxytocin löst die Wehen aus und auch den Milcheinschuss bei der frischgebackenen Mutter am Tag nach der Geburt. Zusätzlich ist es aber auch ein machtvolles Stimmungshormon: Ist der Oxytocinspiegel hoch, so stellt sich ein tief empfundenes Mutterglück ein, ist er dagegen zu niedrig, steigt für die Wöchnerin die Gefahr einer Wochenbettdepression.
Aber Oxytocin kann noch viel mehr, und auch Männer partizipieren davon. Es wird schon beim Blick in die Augen eines Babys ausgeschüttet, was in dem Baby das Gefühl des Aufgehobenseins und bei den Eltern Gefühle tiefer Liebe und Fürsorge auslöst. Man nennt es deshalb auch »Bindungshormon«. Diesen Effekt hat es nicht nur zwischen Eltern und ihren Kindern, sondern auch in Beziehungen und Freundschaften. Oxytocin

weckt das Bedürfnis nach einem freundlichen Miteinander und viel Hautkontakt. Gemeinsam mit Testosteron sorgt es übrigens beim Mann auch für eine Erektion, weshalb eben manchmal schon ein tiefer Blick in die Augen des geliebten Menschen genügt … Oxytocin hilft uns aber auch ganz allgemein, Nächstenliebe zu empfinden, empathisch (und dadurch sympathisch) und fair zu sein. Es ist deshalb zwar nicht direkt leistungsfördernd, unterstützt aber unser Vorankommen im Privatleben wie im Beruf. Es stärkt alle sozialen Beziehungen, hebt unsere Vertrauenswürdigkeit und ist die Basis für Zusammenhalt, Treue und Loyalität.
Ein sehr niedriger Oxytocinspiegel dagegen kann uns zumindest vorübergehend zu Einzelgängern machen, deren Alltag von einem Mangel an erfreulichen sozialen Kontakten und einem verringerten Bedürfnis nach Nähe und menschlicher Wärme gekennzeichnet ist. Leben wir also in einer anstrengenden und stressreichen Zeit, ist es umso wichtiger, dieses Hormon zu fördern, damit unsere menschlichen Kontakte und Gefühle von Gemeinsamkeit, Bindung und Miteinander nicht ganz aus unserem Leben verschwinden. Wir sollten also nicht allzu oft und vielleicht beinahe genervt die Einladungen von Freunden ausschlagen oder auf den gemütlichen Abend mit der oder dem Liebsten verzichten, nur weil wir noch »ein bisschen« arbeiten, lernen, trainieren, die Präsentation vorbereiten, am Haus weiterbauen müssen. Nichts sollte in unserem Leben so viel Gewicht haben, dass es unseren Platz in unserem eigenen sozialen Umfeld gefährdet und uns den Boden unter den Füßen wegzieht. Ein kurzer Anruf, eine liebevolle Berührung, eine kleine Auszeit geht immer.

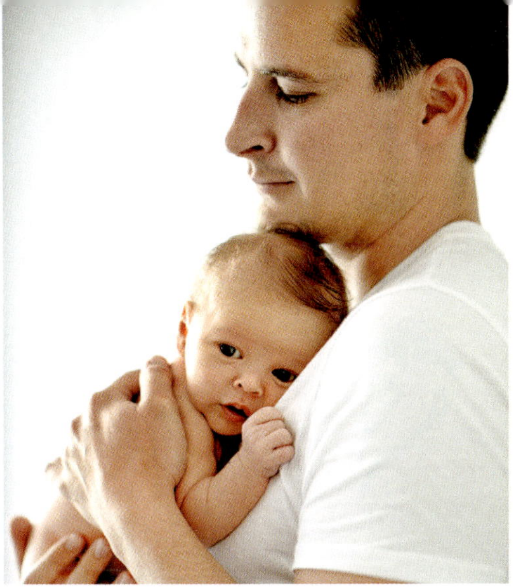

Beim Kuscheln stärken wir unsere Bindung zum anderen, dank Oxytocin.

Liebe zum Leben

Neben der sexuellen Berührung und Vereinigung unterstützt auch jede andere Form von liebevollem, vertrautem Miteinander die Ocytocinproduktion im Körper: Kuscheln, Streicheln, Knuddeln, Schmusen (übrigens auch mit dem geliebten Haustier), erotische Fantasien, Umarmungen, liebevolle Berührungen und Massagen sowie tantrische Übungen … Aber auch gute, vertrauensvolle Gespräche mit viel Blickkontakt rufen das Bindungshormon auf den Plan.

Serotonin

Dieser Botenstoff ist ein Garant für gute Laune und Fröhlichkeit. Serotonin macht uns sanft und ruhig. Menschen mit Depressionen weisen oft einen Serotoninmangel auf. Viele Psychopharmaka greifen in den feinen Serotoninstoffwechsel ein.
Hergestellt wird der Stoff an verschiedenen Stellen im Körper, vor allem in bestimmten Zellen im Darm und im Gehirn. Der Vorrat an Serotonin wird in der Darmschleimhaut gelagert. Mithilfe der Thrombozyten (Blutplättchen) ist Serotonin unterwegs zu verschiedenen Synapsen, um dort anzudocken und seine Wirkung zu erzielen. Es ist unter anderem an der Regulation von Schmerzempfinden, Gedächtnisleistung, Wärmehaushalt, Essverhalten und Schlaf beteiligt. In Lunge und Niere ist es für eine Verengung der Gefäße zuständig, und es reguliert die Darmbewegung. In der Muskulatur unterstützt es die Gefäßerweiterung.

Kraftvolle Atmosphäre

Bewusstes Erleben der Natur fördert die körpereigene Serotoninproduktion. Auch ruhige Musik, Meditation, der Aufenthalt an kraftvollen Orten, Autogenes Training, eine harmonische Atmosphäre, Qigong oder schöne Texte helfen uns, ein Glücksgefühl zu entwickeln. Auch die Erinnerung an schöne Augenblicke kann den Serotoninspiegel erhöhen, ebenso der Aufenthalt in Licht und Sonne. Stress senkt das Serotoninniveau, also hilft alles, was entstresst und uns Freude bereitet, die Serotoninreserven aufzufüllen, besonders Ausdauersport.

INFO

SEROTONIN ZUM ESSEN?

Serotonin aus Banane, Ananas oder Walnuss kann die Blut-Hirn-Schranke nicht überwinden, die als natürliche Barriere unser Gehirn schützt. Man sagt außerdem, Schokolade würde den Serotoninhaushalt pushen. Das liegt daran, dass der in Schokolade enthaltene Stoff Tryptophan eine Serotoninvorstufe ist. Leider ist die Tryptophankonzentration in Schokolade zu niedrig, um eine nennenswerte Erhöhung des Serotoninspiegels zu erreichen. Dennoch macht Schokolade glücklich, das liegt aber eher an schönen Erinnerungen, die Schokolade in uns weckt, und an dem Gefühl, uns mit etwas ganz besonders Leckerem zu belohnen. Kohlenhydrate bringen aber die Serotoninbildung tatsächlich auf Trab.

BEWEGUNG LIEGT UNS IM BLUT

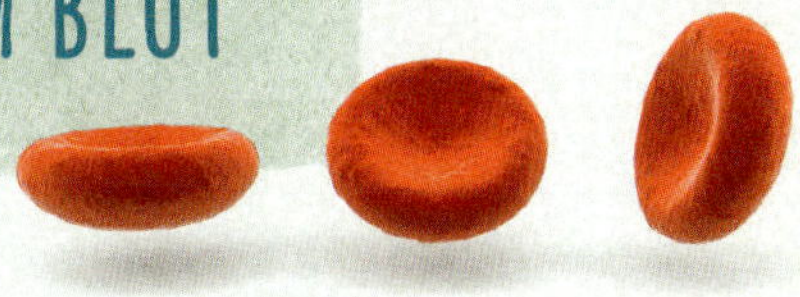

In Bewegung baut der Körper nicht nur Stress ab, sondern er baut auch Glückshormone und den »Lebenssaft« Blut auf.

Fühlen Sie sich oft mental und körperlich schlapp und lethargisch? Das liegt in vielen Fällen an einem Mangel an roten Blutkörperchen. Eine gesunde, abwechslungsreiche Ernährung, die Sie auch mit genug Eisen versorgt, ist schon mal ein guter erster Schritt. Der zweite heißt: Sport. Regelmäßiges Training regt die Produktion von roten Blutkörperchen an, verbessert die Sauerstoffversorgung und sorgt so für mehr Wachheit, Energie und Frische – ein Effekt, den sich Profisportler unerlaubterweise mithilfe des sogenannten Blutdopings mit EPO (Erythropoetin) zunutze gemacht haben. Das haben Sie gar nicht nötig!

GLÜCKLICH, FIT UND SCHLAU

Sport ist noch mehr als ein durchtrainierter Körper und ein gesundes Herz-Kreislauf-System. Wenn wir erst einmal unsere anfängliche Lethargie überwunden haben, stellt sich ziemlich schnell ein Hochgefühl ein. Das liegt daran, dass der Körper nun vermehrt Neurotransmitter wie Serotonin, Noradrenalin und Dopamin ausschüttet und Stresshormone abbaut ▸ **siehe Seite 94**.

Bewegung sorgt also für Entspannung und Zufriedenheit und hilft uns, unsere Konzentrationsfähigkeit zu steigern, die Aufmerksamkeit zu erhöhen und allgemein fitter und belastbarer zu sein. So können wir auf ganz natürlichem Wege dafür sorgen, dass unsere Glückshormone sprudeln und die depressive Verstimmung einem Hochgefühl weicht.

HAUPTSACHE SPASS!

Ganz wichtig, damit Sie den inneren Schweinehund überlisten und dauerhaft dranbleiben: Suchen Sie sich eine Sportart aus, die Ihnen wirklich Spaß macht und die Sie immer wieder zu mehr anstachelt. Am geeignetsten sind gerade anfangs zwar Ausdauersportarten wie Radfahren, Schwimmen, Paddeln oder Laufen, aber wenn ein Mannschaftssport oder Kraftsport Sie mehr lockt, wählen Sie diesen. Optimal ist eine Kombination aus allem.
Machen Sie nicht den Fehler, sich mit allzu ehrgeizigen sportlichen Zielen zu überfordern. 30 Minuten an jedem Tag wären perfekt. Aber auch dreimal wöchentlich ist schon hundertmal besser als nichts!

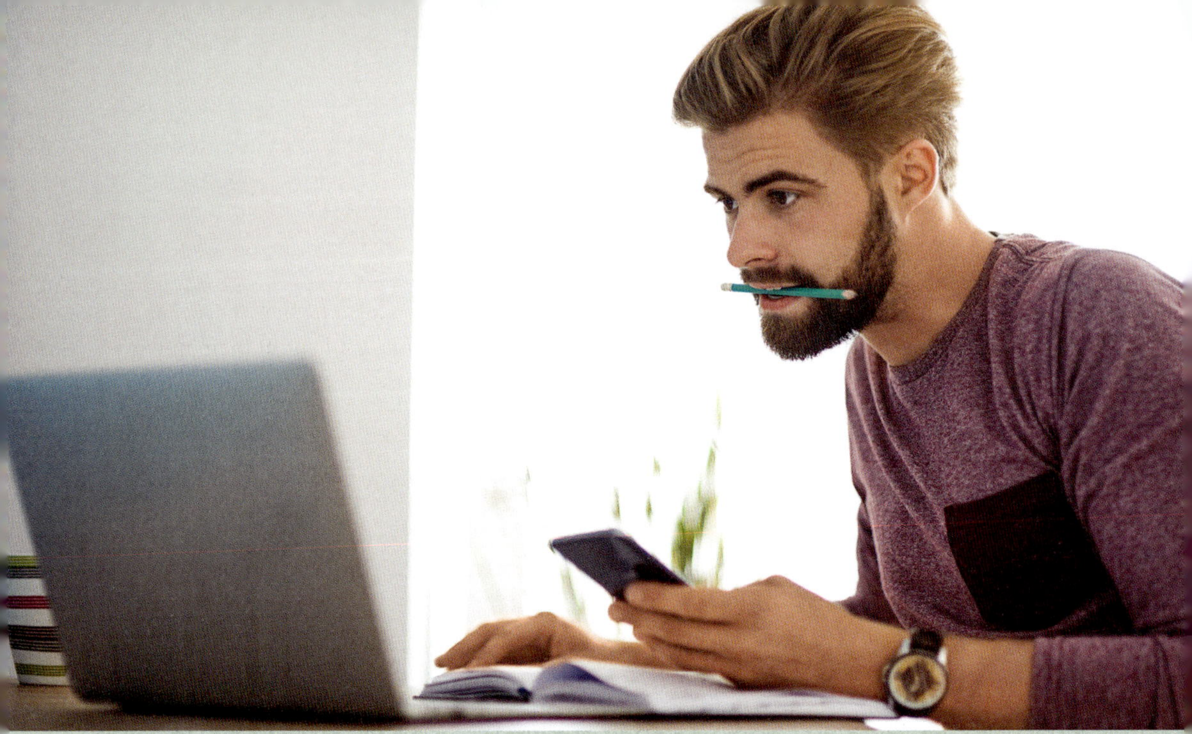

DAS GEHIRN AUF TRAB BRINGEN

Viele Dopingmittel fürs Gehirn haben zum Ziel, das Gedächtnis zu fördern, die Konzentrationsfähigkeit zu verbessern, die Kreativität anzuregen und die geistigen Aufnahmekapazitäten zu erhöhen – und das alles, ohne uns zu schaden und ohne Nebenwirkungen. Das kann nicht funktionieren! Gezielt eingesetzte natürliche Dopingmittel, eine abwechslungsreiche, ausgewogene Ernährung (inklusive genügend Flüssigkeit), Bewegung und die auf den folgenden Seiten vorgestellten, ganz einfach umzusetzenden Methoden und Übungen schaffen das, und zwar überzeugend und nachhaltig. Probieren Sie es doch gleich einmal aus! Hier lesen Sie, was das Gehirn wieder in Schwung bringt, damit wir den Anforderungen des stressigen Alltags gelassen begegnen können, und auch, wie Sie Ihre wertvollen Pausen wirklich erholsam gestalten.

Komplexität und Ordnung: die Welt der grauen Zellen

Das Gehirn muss eine Abfolge erkennen können, um Informationen oder Fähigkeiten, Abläufe, Bewegungen zu speichern und sie auch jederzeit wieder abrufen zu können. Erst einmal müssen wir Dinge wahrnehmen und verstehen, sie uns dann einprägen und später üben, üben und üben. Unser Gehirn ist sehr lernfähig, und je mehr wir in ihm abspeichern, desto leistungsfähiger wird es. Dennoch ist es möglich, das Gehirn zu überfordern, nämlich mit zu vielen, chaotisch durcheinandergewürfelten Reizen, in denen es keinen Zusammenhang mehr erkennen kann. Unsere moderne Welt ist deshalb bisweilen Stress pur für das Gehirn, dieses extrem leistungsstarke, jedoch auch sehr empfindliche Wunderwerk.

Wie funktioniert unser Gehirn?

Das Gehirn ist unser aktivstes Organ, wiegt zirka 1,3 Kilogramm und verbraucht selbst im Ruhezustand noch rund ein Fünftel der zur Verfügung stehenden Energie. In ihm befinden sich um die 100 Milliarden Nervenzellen und eine gigantische Zahl an Synapsen, also Verbindungsstellen zwischen den Nervenenden. Die Übertragung von Informationen findet mittels elektrischer Impulse statt. Stößt so ein Impuls auf eine Synapse, werden Neurotransmitter freigesetzt ▸ **siehe Seite 93**. Es gibt unendlich viele Möglichkeiten für die Nervenzellen im Gehirn, sich zu verknüpfen, dadurch können wir große Mengen an Informationen verarbeiten. Bis zum Ende des Lebens ist ein gesundes Gehirn in der Lage, neue Nervenverbindungen zu schaffen, und somit bleiben wir bis ans Ende unserer Tage lernfähig. Man spricht in diesem Zusammenhang von der Plastizität des Gehirns.

Die Funktionsweise unseres Gehirns ist an vielen Stellen immer noch nicht erforscht, aber egal ob wir uns bewegen, denken, plaudern, planen oder Spaß haben, das Gehirn steuert währenddessen auch die gesamten Körperprozesse, über das Rückenmark und die Nervenbahnen steht es mit allen Bereichen des Körpers in Kontakt. Wir können einiges dafür tun, unsere Steuerzentrale aktiv, lernfähig und leistungsfähig zu halten.

INFO

VERKANNTE GENIES

Nur 10 Prozent unserer Zellen im Gehirn setzen wir in unserem Alltag ein, die restlichen 90 Prozent fristen ein gelangweiltes Dasein ohne Forderung und Förderung. Wir haben also eine Menge Gehirnzellen und Kapazitäten, die brachliegen. In ihnen schlummert ein riesiges Potenzial, das es zu wecken und zu nutzen gilt.

Gehirntraining im Alltag

Was nicht benutzt wird, das wird abgebaut: *use it or lose it*. Befreien Sie Ihr Gehirn aus dem vorzeitigen Ruhestand!

Neues lernen

Wie wäre es mit einer neuen Sprache, einem Tanzkurs oder einem Musikinstrument? Immer wieder etwas Neues zu lernen lässt neue Verknüpfungen im Gehirn entstehen, sodass wir unser Potenzial mehr ausschöpfen. Es kann uns regelrecht euphorisch machen, wenn unser Horizont erweitert wird, es lässt uns auch (wieder) neugierig werden und staunen. Es ist eine Einladung an all das Interessante, Schöne, Spannende, Stärkende, das unsere Welt zu bieten hat.

Ausgelassen lachen, gemeinsam Spaß haben: Das liebt unser Gehirn!

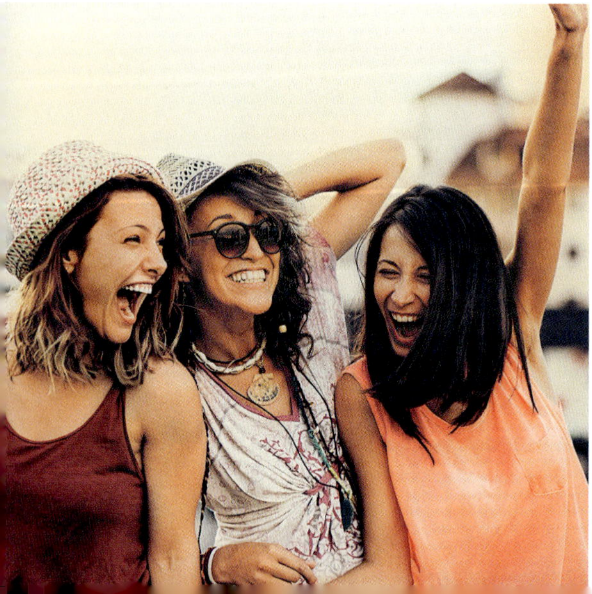

Kopfrechnen

Es hört sich einfach an, aber viele Menschen haben bereits Schwierigkeiten, die Rechnung im Café im Kopf zu machen. Oft mangelt es schon an der Konzentration, uns die Preise der drei oder vier Posten, die wir verzehrt haben, zu merken. Das ist ein einfaches, aber sehr effektives Training, denn es schult die Konzentration, das abstrakte Denken und natürlich das mathematische Verständnis. Oder rechnen Sie den Preis der Waren in Ihrem Einkaufswagen zusammen und machen Sie den Check an der Kasse. Verschärfte Version: Sie versuchen sich zu jedem Posten Name und Preis zu merken. Dieser Wechsel zwischen Zahlen und gegenständlichen Begriffen ist High-Intensity-Training für das Gehirn.

Meditieren

Regelmäßige Meditation baut Stress ab, und je weniger gestresst wir sind, desto besser funktioniert unser Gehirn. Morgens 20 Minuten reichen schon aus, um entspannter und konzentrierter in den Tag zu gehen. Mehr dazu ▸ **siehe Seite 113**.

Lernen zu lernen

Es gibt verschiedene »Sinneslerntypen«; finden Sie heraus, zu welchem Typ Sie gehören. Während die einen gut über das Hören lernen, fällt es den anderen leichter, mithilfe visueller Informationen zu lernen. Warum nicht einmal das zu Lernende aufmalen?

Unter dem Suchwort »mind map« finden Sie im Internet tolle Anregungen dazu.
Eine super Trainingshilfe für das Gedächtnis ist auch Musik. Sie können zum Beispiel ein Kinderlied oder eine Arie umdichten, indem Sie die wichtigsten Fakten Ihres Lernstoffs zusammentragen und mit der vertrauten Melodie unterlegt schmettern. Vor allem das Lernen vor Prüfungen macht auf diese Weise sogar Spaß, Sie bauen Stress ab und der Lernstoff prägt sich prima ein. Auch leise Hintergrundmusik kann helfen, wobei barocke Streichmusik besonders förderlich ist! Mehr zum Thema Musik ▸ **siehe Seite 107**.

Gute Laune

Lachen und Freude, auch über Kleinigkeiten, locken Endorphine ▸ **siehe Seite 97** und sorgen dafür, dass wir uns gut fühlen und hoch motiviert sind. Stress lässt dagegen Gehirnzellen absterben, was die Gedächtnisleistung schmälert. Außerdem ist schlechte Laune bekanntlich keine Motivationshilfe.

Kreuzworträtsel und Sudoku

Lösen Sie ruhig mal das Kreuzworträtsel in der Zeitung. Wirkungsvoller als die normalen Frage-und-Antwort-Rätsel sind allerdings jene, bei denen man etwas »um die Ecke denken« muss. Auch Sudoku ist eine gute Möglichkeit, sein Gehirn auf Trab zu bringen. Beginnen Sie lieber mit den einfachen, es sei denn, Sie möchten vor allem Ihre Frustrationstoleranz trainieren …

TIPP

SORTIEREN LERNEN

Viele tun sich schwer damit, Wichtiges von Unwichtigem zu trennen. Unser Gehirn braucht aber den Fokus auf eine Aufgabe. Das Belohnungssystem im Gehirn springt an, wenn wir die Aufgaben zu unserer Zufriedenheit erledigen. Räumen Sie deshalb Ihren Schreibtisch auf. Schließen Sie bei der Computerarbeit alle Programme und Dateien, die Sie gerade nicht benötigen. Spüren Sie, wie viel weniger Energie Ihnen die Arbeit auf diese Weise abverlangt? Sie trainieren so auch Ihr Gehirn, ein gutes »Ablagesystem« anzulegen, sodass es sich nicht dauernd mit den unterschiedlichsten Gedanken darüber herumschlagen muss, was noch alles zu tun und zu beachten ist.

Lesen statt Fernsehen

Wie wäre es mal wieder mit einem Buch? Es darf ruhig ein spannender Krimi oder eine ergreifende Romanze sein. Lesen erhöht die Konzentration, fördert die Denkfähigkeit und macht auch noch Spaß. Wir tauchen ab in eine andere Welt, lassen unsere Fantasie arbeiten und vergessen alles um uns herum. Beim Fernsehen sind wir dagegen passiv.

Gezieltes Gehirnjogging

Gehirnjogging hilft eindrucksvoll dabei, die geistige Leistungsfähigkeit, die Konzentrationsfähigkeit und die Vorstellungskraft zu trainieren sowie die Fähigkeit zum logischen Denken zu unterstützen. Das Training lebt vor allem von Abwechslung und Neugierde. Die ersten Effekte stellen sich schnell ein und sind ganz erstaunlich.

Aber brauchen wir das gezielte Training wirklich, in einer Zeit, die uns sowieso alles abverlangt? Ich denke schon. Denn das eine ist, dass wir den täglichen Ansprüchen gerecht werden. Das andere, dass wir dabei nicht in Stress und Verzweiflung geraten und dass wir unser Leben genießen. Denksport macht uns außerdem flexibler und kreativer, wir sind besser in der Lage, Probleme zu lösen, wir sind reaktionsschneller und mental besser drauf, was wiederum vor Depressionen, Erschöpfung und Überforderung schützt. Neues zu lernen und die eigenen Möglichkeiten zu entdecken, macht Spaß, füttert das Selbstvertrauen und hat nur positive Nebenwirkungen. Auch Spiele wie Backgammon, Schach, Mühle oder Go sind eine großartige Art, sein Gehirn zu trainieren. Sie müssen ja nicht gleich an der Olympiade teilnehmen, zwischendurch ein Match mit dem Partner hilft dem Gehirn schon merklich dabei, in Fahrt zu kommen. Viele weitere Anregungen finden Sie auf den folgenden Seiten.

TIPP

LUFT, WASSER UND BROT

Sorgen Sie für ausreichend Sauerstoff. Tiefes Atmen ▸ **siehe auch Seite 112** erhöht den Sauerstoffgehalt im Blut. Das wiederum erhöht den Blutfluss zum Gehirn und ein gut durchblutetes Gehirn ist leistungsfähiger. Lüften Sie regelmäßig. Fahren Sie mit dem Fahrrad zur Arbeit, steigen Sie Treppen, statt den Fahrstuhl zu nehmen, und gehen Sie gerade im Winter regelmäßig flott spazieren. Das baut Stress ab, versorgt jede Zelle und jedes noch so feine Blutgefäß mit Sauerstoff. Obendrein macht es fit und schön. Auch viel Trinken hilft dabei, Kopf und Körper gut zu durchbluten. Gerade bei Konzentrationsproblemen oder Müdigkeit kann ein Glas Tee oder Wasser sehr gute Dienste leisten.

Versorgen Sie sich und Ihr Gehirn mit gesunden Kohlenhydraten: ein Stück Vollkornbrot, ein paar getrocknete Aprikosen, ein Apfel, eine Karotte ...

DAS GEHIRN LIEBT MUSIK

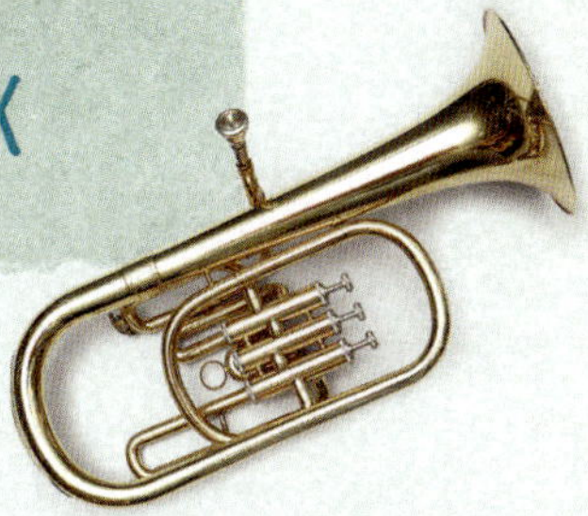

Musik hat eine unglaubliche Kraft.
Sie stärkt uns auf einzigartige Weise.

Sie rührt unser Herz, kann trösten, aufbauen, entspannen, gute Laune machen oder Erinnerungen wecken. Musik zu hören und zu machen, aktiviert unser körpereignes Belohnungssystem, vor allem gemeinsam mit anderen Menschen. Viel deutet darauf hin, dass sie schon vor vielen tausend Jahren zu den menschlichen Errungenschaften zählte. Musik baut Stresshormone ab, sorgt für die Ausschüttung von Glückshormonen und wirkt sich positiv auf die Nervenverknüpfungen im Gehirn aus.
Forscher der Universität Marburg fanden 2013 beispielsweise heraus, dass Musik die Genesung nach einer Operation wesentlich unterstützen kann. Alzheimer-Patienten können sich an Musikstücke und Melodien erinnern, auch wenn ihnen jede Erinnerung an alltägliche Begebenheiten fehlt.

MUSIK ALS »DOPING«

Sicher kennen Sie das: Eine bestimmte Melodie ist mit einem ganz bestimmten Gefühl verbunden. Botenstoffe wie Dopamin, Oxytocin, Endorphine durchfluten uns, machen gute Laune oder regen zu besonderen Leistungen an. Wir vergessen Sorgen und Nöte, Ängste werden von positiven Gefühlen abgelöst. Fantasie und emotionales Erleben werden intensiv angeregt.
Auch als Aufputschmittel funktioniert Musik wunderbar. Sie schafft es, uns zu besserer Laune, mehr Schwung oder Lust an Bewegung oder auf Neues zu verhelfen. Viele Sportler hören vor Wettkämpfen ihre Lieblingsmusik, und Experimente haben ergeben, dass Sportler beim Hören von Musik mit schnellem Rhythmus in ihrer Geschwindigkeit angetrieben werden.
Studien beweisen übrigens, dass Menschen, die ein Musikinstrument spielen, mehr Areale ihres Gehirns nutzen als Nichtmusiker!

KEINE DAUERBERIESELUNG

Wichtig ist, dass wir uns nicht den ganzen Tag mit Musik umgeben oder sie im Hintergrund dahinplätschern lassen, sondern dass wir uns bewusst der Musik hingeben und ihr wirklich zuhören. Sonst kommen wir nicht in den Genuss ihrer positiven Wirkungen – diese können sich dann vielmehr sogar ins Gegenteil verkehren.

Life Kinetik®

Diese Methode, die ihre aktuelle Form 2007 bekam, wurde vom Diplomsportlehrer Horst Lutz entwickelt. Die Idee dahinter: Unser Gehirn wird vor allem dann gefordert, wenn wir Dinge tun, die wir noch nie getan haben beziehungsweise bisher nicht konnten. Neue Bewegungsreize lassen im Gehirn neue Synapsen entstehen. Dies führt zu mehr Leistungsfähigkeit, Konzentration und Stressresistenz, besserer Handlungsfähigkeit, Koordination und weniger Fehlern und Fehlentscheidungen. Das Ziel von Life Kinetik® ist, das Gehirn vor neue Herausforderungen zu stellen, die Spaß machen und uns gleichzeitig auf verschiedenen Ebenen fordern: über Gehirntraining, Bewegung und visuelle Wahrnehmung. Mehrere wissenschaftliche Studien haben die Wirksamkeit von Life Kinetik® untersucht und bestätigt. Während wir einfache Bewegungen ausführen, wird unser Gehirn vor neue Aufgaben gestellt. Der Link zur Website steht auf Seite 122.

Ziel dieser Übungen ist es also, neue Verbindungen zwischen den Synapsen zu schaffen und unserem Gehirn zu helfen, leistungsfähiger, aufnahmebereiter und flexibler zu werden. Das führt im Alltag zu mehr Kreativität, einer höheren Konzentrationsbereitschaft und einer schnellen Handlungsfähigkeit. Ganz nebenbei schützt es vor Demenz. Wichtig ist, die Übungen nicht zu lang auszuführen, sonst kann es zu einer Gewöhnung kommen, und das ist nicht erwünscht. Am besten lernen wir durch Abwechslung und nicht durch ständige Wiederholung – diese Erkenntnis macht sich Life Kinetik® zunutze. Auch im Sport kommt diese besondere Form der »Hirngymnastik« immer mehr zum Einsatz, Sportprofis nutzen mit Begeisterung das neuartige Training. Es gibt immer mehr Trainer, sodass in den meisten Städten bereits Lern- und Übungsmöglichkeiten vorhanden sind. Die effektive Methode wird sich weiter ausbreiten, sodass uns hoffentlich bald auch im ländlichen Raum qualifizierte Trainer unterstützen können.

EIN ÜBUNGSBEISPIEL

Halten Sie die Arme angewinkelt, mit parallelen Unterarmen. In jeder Hand halten Sie einen Tennisball. Werfen Sie nun die Bälle etwa 10 Zentimeter senkrecht hoch und fangen Sie sie mit den blitzschnell gekreuzten Unterarmen wieder auf. Wenn Sie das gut koordiniert hinkriegen, wechseln Sie ab und werfen mit gekreuzten Armen hoch und fangen mit geraden Armen wieder auf. Hört sich leicht an? Probieren Sie es!

JETZT NOCH MAL ZU ZWEIT!

Stellen Sie sich mit ungefähr vier Meter Abstand einander gegenüber und schauen Sie sich in die Augen. Nehmen Sie einen Ball in Größe eines Tennisballs und werfen ihn Ihrem Partner zu. Gleichzeitig sagen Sie ihm, mit welcher Hand er den Ball auffangen soll.

TIPP

BEWEGUNGSHÄPPCHEN FÜR ZWISCHENDURCH

Die Augen tun weh, der Kopf schmerzt, der Rücken ist müde und die Motivation im Keller? Gehen Sie doch mal schnell zum Briefkasten, zur Post, zum Kiosk oder zum Bioladen um die Ecke. Treppen sind dabei willkommen! Solche kleinen Pausen sparen mehr Zeit, als sie kosten, weil Sie danach wieder frisch zu Werke gehen können. Haben Sie sogar mehr Zeit, etwa in der Mittagspause, nutzen Sie sie für einen kleinen Spaziergang durch den Park und gesundes Essen aus der Brotzeitbox statt für einen ermüdenden Kantinenbesuch! Verbringen Sie den Feierabend lieber mit Gartenarbeit als mit Fernsehen.

Jetzt wird es ein wenig ausgiebiger und Hundebesitzer sind klar im Vorteil: Jeden oder mindestens jeden zweiten Tag ein halb- bis einstündiger Spaziergang in Park oder Wald unterstützt eine gute Sauerstoffversorgung der Zellen. Die Wissenschaft geht davon aus, dass dies 15 Prozent mehr Blut und somit Sauerstoff und Nährstoffe ins Gehirn bringt.

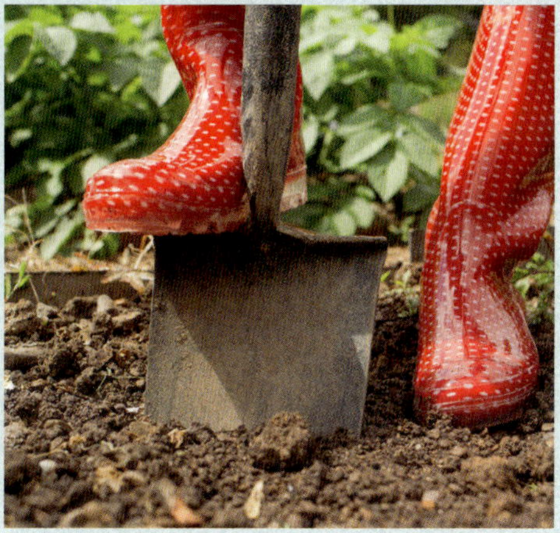

Parallel dazu soll er mit dem anderen Bein einen Schritt nach vorn machen. Also: Ball werfen, Sie rufen »links«, der Partner soll den Ball mit der linken Hand auffangen und zugleich mit dem rechten Bein einen Schritt nach vorn machen, und immer so weiter, mit jeweils überraschender Seitenangabe. Ziel ist nicht eine perfekte Abfolge, sondern verschiedene nicht alltägliche Abläufe miteinander zu koordinieren und in Einklang zu bringen: Sie hören etwas, setzen es beweglich um und reagieren – und das alles in der kurzen Zeit, in der sich der Ball in der Luft befindet. Bleiben Sie locker dabei und lachen Sie auch ruhig ab und zu, Sie wissen ja, Lachen fördert die Serotoninausschüttung, pusht mit Adrenalin, macht glücklich und wach. Viel Spaß beim Ausprobieren!

Konzentrationsübungen für jeden Tag

Diese kleinen Übungen können Sie auch im Büro oder im Hörsaal machen, im Wartezimmer oder in der U-Bahn.

DREI FÜR DIE HIRNANREGUNG

- Nehmen Sie ihre Ohrmuschel sanft zwischen Daumen und Zeigefinger, ziehen Sie sie nach hinten und beginnen Sie mit einer ruhigen und eher sanften Massage oben am Ohr. Arbeiten Sie sich langsam Richtung Ohrläppchen vor. In diesem Bereich gibt es über 350 Akupressurpunkte, die in Verbindung zu vielen Funktionen unseres Körpers und unseres Gehirns stehen. Mit der Massage verbessern Sie Ihre Konzentration und die Aufmerksamkeit, auch das Kurzzeitgedächtnis wird angeregt und das Hörverständnis nimmt zu.
- Berühren Sie mit dem Daumen nacheinander jede Fingerspitze, also zuerst den Zeigefinger, dann den Mittelfinger, Ringfinger, kleinen Finger und zurück. Nehmen Sie zuerst nur eine Hand, dann die zweite dazu. Schwieriger wird es, wenn Sie mit einer Hand am Zeigefinger beginnen, mit der anderen am kleinen Finger.
- Knicken Sie Zeigefinger, Mittel- und Ringfinger der rechten Hand auf den Handballen. Bei der linken Hand biegen Sie dagegen den Daumen, den kleinen Finger und den Ringfinger Richtung Ballen. Wechseln Sie die Fingerpositionen der Hände.

»ALLE E«

Für diese Übung benötigen Sie einen Stift und die Zeitung von gestern. Legen Sie einen beliebigen Buchstaben des Alphabets fest und streichen Sie ihn auf der gesamten Seite an. Stellen Sie sich einen Küchenwecker auf die Zeit ein, in der Sie es zu schaffen glauben. Am nächsten Tag nehmen Sie einen Stift in einer anderen Farbe und machen sich auf die Suche nach übersehenen Buchstaben. Das Ergebnis ist oft verblüffend! Manche Buchstabenkombinationen erkennt unser Gehirn besser als andere, deshalb übersehen wir doch immer wieder etwas. Diese einfache Übung trainiert unsere Konzentrationsfähigkeit mehr, als man denkt. Mit der Zeit steigern Sie sich und übersehen immer weniger.

RECHTS-LINKS-VERKNÜPFUNG

Schreiben Sie als Rechtshänder doch mal Ihren Einkaufszettel mit der linken Hand oder rückwärts. Das fördert die Konzentrationsfähigkeit und die Verbindung zwischen der rechten und der linken Gehirnhälfte. Faszinierend ist das folgende Experiment: Nehmen Sie in jede Hand einen Stift. Nun schreiben Sie auf ein Blatt Papier zweimal den gleichen Satz – jedoch gegenläufig: mit Ihrer Schreibhand vorwärts und mit der anderen Hand rückwärts. Viele sind erstaunt, dass das ziemlich gut funktioniert und das rückwärts Geschriebene meist sogar einigermaßen gut leserlich ist.

KLASSIKER AUS KINDERZEITEN

Übungen wie »Ich packe meinen Koffer« sind immer noch wirkungsvoll und machen zum Beispiel längere Autofahrten unterhaltsamer, ob zu zweit oder mit mehreren Mitspielern. Zur Erinnerung: Ein Mitspieler denkt sich einen Gegenstand aus, den er in seinen Koffer packt. Der zweite wiederholt den Gegenstand und fügt einen neuen dazu, der Dritte wiederholt den ersten, den zweiten und ein weiterer wird hinzugefügt und so weiter. Dabei passen alle auf, wann sich der erste Fehler einschleicht.
Oder: Geben Sie fünf Wörter vor, und der andere soll einen sinnvollen Satz sagen, in dem alle fünf enthalten sind. Oder Sie sagen still das Alphabet auf, der andere sagt irgendwann »Stopp«, und mit dem so gefundenen Buchstaben müssen alle Wörter seines nächsten Satzes beginnen. Diese Spiele regen zusätzlich den Erfindungsgeist und das Sprachzentrum im Gehirn an.

»ZWEIMAL DREI MACHT VIER ...«?

Gedächtnis, Konzentration und Hirndurchblutung werden durch Zählen und Zusammenrechnen intensiv angeregt. Es fördert andere Gehirnregionen als die Arbeit am Computer. Sie können zum Beispiel in der U-Bahn oder im Bus an jeder Haltestelle zählen, wie viele Menschen ein- und aussteigen. Wenn Sie dann selbst aussteigen, wissen Sie exklusiv, wie viele Menschen mehr oder weniger jetzt im Gefährt sind. Weil das Zählen schnell gehen muss, ist Ihre Konzentrationsfähigkeit besonders gefordert.

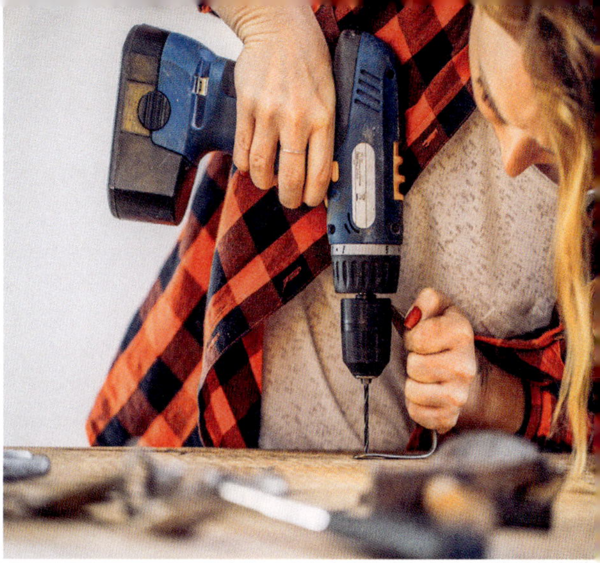

Das haben Sie noch nie gemacht? Bestens! Füttern Sie Ihr Gehirn mit Ungewohntem.

KLEINE TRIGGER FÜRS GEHIRN

Einen Pullover mit kompliziertem Muster stricken, ein Blatt der Zimmerpflanze möglichst genau zeichnen, Brettspiele, Wissensspiele, eine Geschichte oder etwas anderes, das Ihnen gut gefällt, auswendig lernen … Wecken Sie Ihr Gehirn immer wieder aus dem Dornröschenschlaf.

JEDEN TAG ETWAS NEUES TUN

Ob Sie ein neues Kochrezept ausprobieren, eine handwerkliche Arbeit tun, die Sie sich bisher nicht zugetraut haben, dem Hund einen Trick beibringen, Wörter rückwärts sprechen … Was auch immer Ihnen einfällt: Neues hält den Kopf fit.

Planen und Runterkommen nicht vergessen!

Um sich vor Überforderung zu schützen, machen Sie sich vor einer komplexen Aufgabe oder auch als Tages-To-do-Liste einen Plan mit Prioritäten und Zielen und halten Sie sich daran. Planen Sie aber immer etwas weniger, als Sie zu schaffen glauben. Wenn Sie dann doch mehr wegschaffen, prima. Es ist jedoch ungemein wichtig und sehr beflügelnd, den Tag mit dem Gefühl zu beenden, das Pensum erfüllt zu haben.
Folgen Sie Ihrem Biorhythmus und machen Sie unangenehme oder schwierige Dinge in Ihrer »Hoch-Zeit«. Bei den meisten ist die vormittags, bei vielen stellt sich auch am Nachmittag noch mal ein Leistungshoch ein. Für Routinearbeiten können Sie dagegen die Tief-Phasen nutzen (siehe auch vordere Umschlagklappe). Was sonst noch hilft:

- Schalten Sie Ablenkungen wie Radio oder Musik aus. Machen Sie ruhig auch mal die Tür hinter sich zu, wenn Sie eine anspruchsvolle Aufgabe zu erledigen haben.
- Legen Sie zwischendurch immer mal wieder die Arbeit kurz beiseite, recken und strecken Sie sich ausgiebig.
- Atmen Sie zwischendurch am geöffneten Fenster frische Luft ein.
- Machen Sie immer mal eine Stunde Smartphone-und-Internet-Pause.
- Belohnen Sie sich, wenn Sie eine schwierige Aufgabe geschafft haben.

Nur ein ausgeschlafenes, ausgeruhtes, gut genährtes und entspanntes Gehirn kann gut denken. Vergessen Sie nicht, Pausen zu machen, in die Natur zu gehen, abzuschalten, immer wieder einmal einen computer- und fernsehfreien Tag einzulegen, Zeit mit Familie und Freunden zu verbringen, gemeinsam zu kochen und das zu tun, was Ihnen so richtig Spaß macht. Positive Gefühle haben einen noch größeren Einfluss auf unser Wohlbefinden als Vitamine! Sie geben uns Kraft, Lust auf das Leben, Freude und Energie. Machen Sie Dinge, die Ihnen Freude bereiten, lachen Sie, seien Sie mal wieder albern, tanzen Sie und lernen Sie wieder, die einfachen Dingen im Leben zu schätzen.

Atmen

Atmen Sie bewusst durch die Nase in den Bauch. Nehmen Sie abends vor dem Schlafengehen und immer mal zwischendurch ein paar tiefe, bewusste Atemzüge am geöffneten Fenster. Damit sorgen Sie für eine optimale Sauerstoffversorgung aller Zellen. Übrigens: Rauchen verengt die Arterien und verschlechtert die Sauerstoffversorgung im Körper. Abgesehen von den gesundheitlichen Folgen leiden darunter auch unsere Leistungsfähigkeit und unser Konzentrationsvermögen. Gut zu wissen: Nikotin blockiert die Rezeptoren für Acetylcholin ▸ **siehe Seite 93** an den Synapsen. Doch schon nach drei Tagen ohne Rauch regenerieren sich diese. Der Rest ist Gewohnheit!

Meditation

Meditation ist eine sehr effektive Methode, um die eigenen Potenziale zu nutzen, zur Ruhe zu kommen, sich vom Alltag zu erholen. Regelmäßige Meditation ermöglicht einen besseren Umgang mit Stress, das ist deutlich spürbar und in Hirn-Scans nachweisbar. Meditation ist Doping fürs Gehirn. Sie ist losgelöst von jeder Religion praktizierbar. Es ist aber nicht auszuschließen, dass Sie dabei auf Fragen stoßen, mit denen sich auch die Religionen beschäftigen …
Auch Ausdauersportarten können durchaus als meditativ bezeichnet werden. Sind wir ganz bei der Sache und lauschen auf unseren Körper, den regelmäßigen Fluss unserer Schritte und bewundern dabei Schönheit und Stille des Waldes, sind wir bereits in der Meditation und kommen in den Genuss der wohltuenden Gehirnwellen, die Meditation so wirksam machen. Viele asiatische Kampfkunsttechniken werden ebenfalls meditativ geübt, etwa Wing Tsun.
Meditation kann also in Bewegung stattfinden oder beim ruhigen Sitzen, während wir unserem Atem folgen und auftauchende Gedanken einfach weiterziehen lassen. Sie bringt Ruhe in unser Leben. Wir achten wieder auf uns und auf die Wesen um uns herum, wir kommen bei uns an und tanken Kraft, Zuversicht, Freude und Lebendigkeit, alles aus unserer eigenen Kraft heraus.

TIPP

HOCHAKTUELLER KLASSIKER: MBSR

Die Achtsamkeitsbasierte Stressreduktion (Mindfulness-Based Stress Reduction) wurde in den 1970er-Jahren in den USA vom Molekularbiologen Jon Kabat-Zinn ▸ **siehe Buchtipp Seite 122** entwickelt. Das hochwirksame Programm zur Stressbewältigung ist inzwischen vielfach wissenschaftlich bestätigt. Es trainiert und verfeinert mit dem »Body Scan« sowie mit Meditationen und Bewegungsübungen unsere Körperwahrnehmung, Selbstwahrnehmung und Achtsamkeit.
Die Erkenntnisse und Erfahrungen aus der Übungspraxis können wir ganz praktisch auf den Alltag übertragen, um dort gelassen und konzentriert unsere Ziele zu erreichen und gut mit uns und anderen umzugehen. MBSR wirkt zudem psychosomatischen Beschwerden wie Schmerzen, Ängsten, Magenproblemen und Schlafstörungen entgegen.
Ein Internetlink, über den Sie auch Trainer und Gruppen in Ihrer Nähe finden, steht auf Seite 122.

DIE HEILKRAFT DER PAUSE

Sich auszuruhen ist ebenso wichtig für Gesundheit und Wohlbefinden wie für Zielstrebigkeit und Produktivität.

»Wer rastet, der rostet« und »Das Leben ist kein Wunschkonzert!« – viele von uns werden von solchen Sprüchen bereits seit der Kindheit begleitet. Noch in Beruf und Studium oder bei hohen körperlichen Anforderungen kommen Pausen oft zu kurz, meist weil wir sie uns nicht gönnen. Pausen sind aber nicht einfach nur freie Zeit, in der man faulenzt oder nur das tut, worauf man Lust hat. Sie sind notwendig, um unsere Leistungsfähigkeit zu erhalten und unsere Speicher wieder aufzufüllen.

Eine Studie der Harvard-Universität hat ergeben, dass wir uns heute in einer ständigen Anspannung unseres Nervensystems befinden. Das fällt uns kaum noch auf, denn für die meisten ist diese Grundanspannung völlig normal. Das Ganze hat aber einen Haken: Unser Hirn kann uns unter dieser Daueranspannung nur halb so gut dienen.

Wir brauchen also eine Balance zwischen Anspannung und Entspannung, zwischen Leistung und Erholung, ob bei geistiger Arbeit oder bei körperlicher Anstrengung. Nicht umsonst folgen viele Spitzensportler einem detaillierten Zeitplan, in dem Pausen genauso minuziös eingehalten werden wie Trainingszeiten. Schlaf optimiert bei Sportlern die Muskelkraft, Trainingseffekte können in angemessenen Pausen quasi nachreifen (sogenannte Superkompensation). Die Pausen tragen also entscheidend zu den Höchstleistungen bei. Dieses Wissen hat noch nicht in jedem Büro und jeder Chefetage Einzug gehalten. Aber es gibt bereits fortschrittliche Firmen, die ihren Mitarbeitern Ruheräume für kurze Pausen zugestehen – wohlwissend, dass damit die Produktivität und Gesundheit der Mitarbeiter gesteigert wird. »Die Pause gehört zur Musik« – das gilt auch im übertragenen Sinne!

GUTES TIMING

Welcher Rhythmus von Belastung und Pause ist sinnvoll? Wissenschaftler gehen davon aus, dass die 45 Minuten einer Schulstunde als Richtlinie auch fürs spätere Leben taugen. Alle 45 bis 90 Minuten 10 Minuten Pause sind ideal. Körper und Geist machen sich ohnehin etwa in diesem Rhythmus unmissverständlich bemerkbar, wenn es Zeit für eine Pause ist.

Erstes Anzeichen, dass eine Pause ansteht, ist zum Beispiel Konzentrationsschwäche. Wenn Sie für das Erfassen komplexerer Zusammenhänge länger als gewöhnlich brauchen oder sich dabei ertappen, Texte doppelt zu lesen, ist es Zeit für die Auszeit. Auch wenn Sie zunehmend reizbar und müde werden, die Motivation schwindet und Sie ständig versuchen, sich mit irgendetwas abzulenken, sollten Sie konsequent sein und die Arbeit kurz beiseite legen.

WIE MACHT MAN »RICHTIG« PAUSE?

… sicher nicht, indem man das Brötchen vor dem Computer isst und sich in den sozialen Medien an den Diskussionen beteiligt. Gehen Sie ans Fenster und atmen Sie ein paarmal tief und bewusst ein und aus. Bei jedem Ausatmen stellen Sie sich vor, dass Anspannung und Stress Ihren Körper verlassen. Wenn Sie mögen, strecken und recken Sie sich dabei, hilfreich ist auch ein tiefer Seufzer oder ein herzhaftes Gähnen. Das löst Verspannungen und macht wach.
Bewährt hat sich auch »Powernapping«. Der Schlaf für ein paar Minuten steigert die Problemlösekompetenz, Aufmerksamkeit, Kreativität und Planungsfähigkeit. Es hilft beim Lernen, macht gute Laune, senkt nebenbei den Blutdruck und das Risiko eines Herzinfarktes. Sie brauchen ein wenig Übung und vor allem Regelmäßigkeit. Schließen Sie einfach die Augen und richten Sie Ihre Aufmerksamkeit auf Ihren Atem.

Übrigens schwörten Salvador Dalì und Albert Einstein auf einen kurzen Mittagsschlaf. Um nicht in Tiefschlaf zu fallen, wendeten beide einen Trick an: Sie hielten einen Löffel beziehungsweise einen Schlüsselbund in der Hand, der ihnen in dem Moment, in dem sie tiefer in den Schlaf sanken, aus der Hand fiel und sie weckte. Zehn Minuten Schlaf geben verbrauchte Energie und Konzentration zurück und machen nicht noch müder.
Auch eine kurze Meditation ▸ **siehe Seite 113** oder eine kleine Portion Bewegung ▸ **siehe Seite 109** kann das Richtige für Sie sein.
Sollten Sie geradezu in Arbeit versinken, hilft es, einen Wecker zu stellen, der Sie sowohl an das Ende der Arbeits-Zeiteinheit erinnert als auch nach zehn Minuten Pause das Ende der Erholungsphase einläutet.

Das Glück der Pause: Entdecken Sie es wieder, zum Beispiel beim Ausruhen mit Hund!

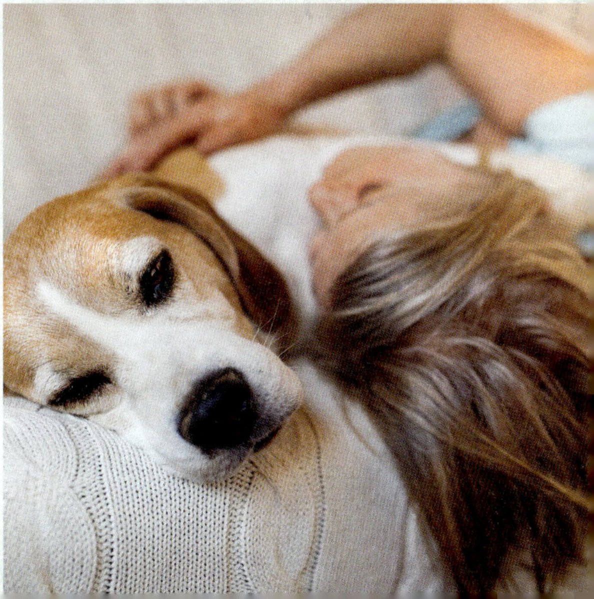

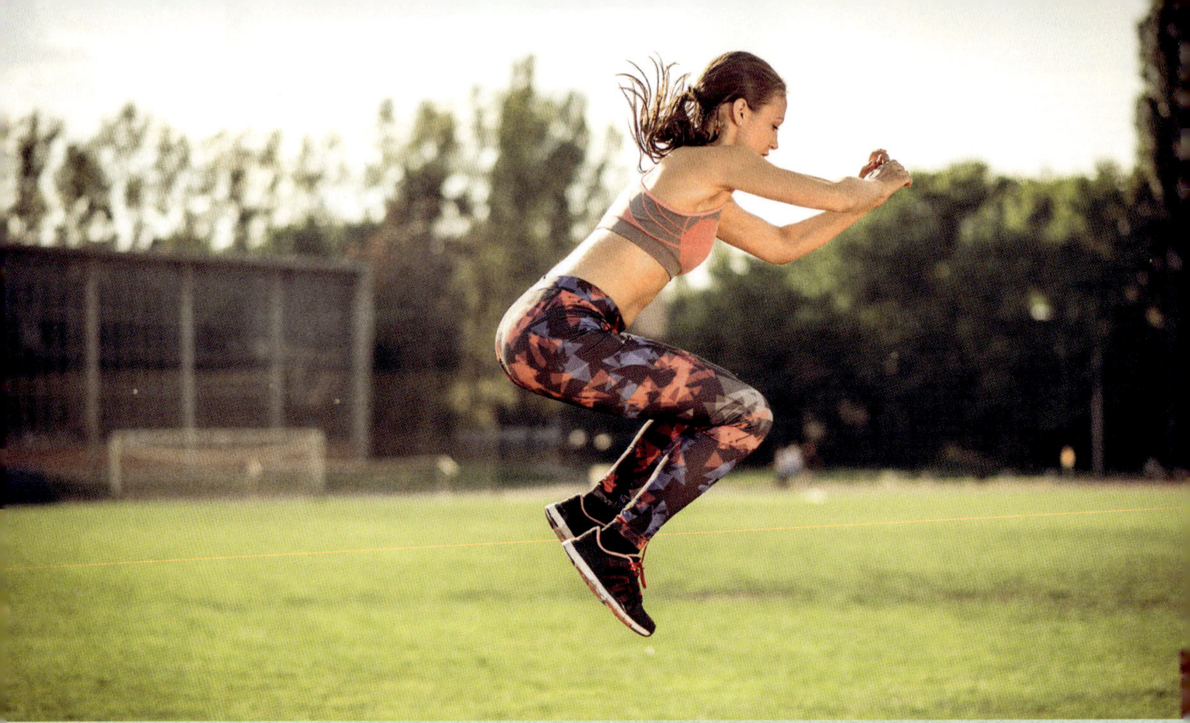

STARKE MUSKELN FÜR MEHR LEBENSKRAFT

Muskelkraft bestimmt neben der Ausdauer die körperliche und geistige Fitness. Man weiß heute, dass Krafttraining eine größere Wirkung auf die geistige Leistungsfähigkeit hat als Ausdauertraining. So ergab 2016 etwa eine Studie der Universität von New South Wales und der Universität von Adelaide, dass von verschiedenen Trainingsformen nur das Krafttraining deutlichen Einfluss auf die Gesundheit hat und sogar vor Alzheimer schützt, indem es die Gehirndurchblutung stark anregt. Frühere Studien zeigten außerdem einen Zusammenhang zwischen Muskeleiweiß und den für die Nervenzellen im Gehirn benötigten Eiweißen.

Sie sollten mindestens zweimal pro Woche eine halbe Stunde Krafttraining machen! Außerdem wichtig sind eine gesunde Ernährung, genug Regeneration – und ein gut funktionierendes Hormonsystem.

So arbeiten die Muskeln

Die weit über 600 Muskeln im menschlichen Körper teilen sich auf in die willkürlich beeinflussbare Skelettmuskulatur und die vom vegetativen Nervensystem gesteuerte unwillkürliche Muskulatur, die sogenannte glatte Muskulatur, die vor allem in den Hohlorganen vorkommt (mit Ausnahme des Herzens, das einen eigenen Muskeltyp besitzt). Alle Muskeln arbeiten durch ein Wechselspiel von Kontraktion und Entspannung. Nicht nur unsere Bewegungen, sondern auch viele unserer Körperfunktionen sind von dieser Abfolge aus An- und Entspannung abhängig. Dazu bedarf es einer engen Kooperation der Muskeln mit dem Nervensystem.

Jeder Skelettmuskel ist durch Sehnen an mindestens zwei Punkten mit den Knochen verbunden. Spieler (Agonisten) und Gegenspieler (Antagonisten) arbeiten im Wechselspiel zusammen: Während der eine sich beugt, muss der andere sich strecken. Haben Muskeln eine ähnliche oder die gleiche Wirkung, nennt man sie Synergisten.

Ein Muskel besteht aus Bündeln von Muskelfasern. Jede Muskelfaser wiederum besteht aus vielen Muskelzellen. In diesen Zellen gibt es ein Eiweißmolekül (Myosin), das sich an einer Art Faden (Aktinfaden) einhakt und den Faden so heranzieht. Dadurch verkürzt sich die Muskelzelle, und durch das Zusammenspiel sehr vieler Muskelzellen kann der Muskel seine Kraft entfalten.

Das Ganze ist jedoch nur möglich, wenn der Muskel Energie bekommt. Das Blut bringt über ein fein verästeltes Gefäßsystem Nährstoffe in den Muskel, um ihn zu versorgen. Diese Kapillaren befinden sich im Bindegewebe (Faszien), das jedes Muskelbündel, jede Muskelfaser umschließt und schützt. Die Nährstoffe müssen nun den Zellen verfügbar gemacht werden. Jede Muskelzelle besitzt deshalb ein spezielles Zellorgan, das Mitochondrium, »Kraftwerk der Zelle« genannt. Die Mitochondrien profitieren intensiv von Training und Bewegung, und je leistungsfähiger sie sind, umso besser können sie die Muskeln mit Energie versorgen.

INFO

BEWEGLICHKEIT UND KOORDINATION TRAINIEREN

Auch dies sind überaus wichtige Bereiche unserer Fitness. Während Sie Ihre Beweglichkeit zum Beispiel mit Yogahaltungen oder Gymnastik trainieren können, ist es mit der Bewegungskoordination etwas komplexer. Sie verbessern sie unter anderem beim Balancieren, Tanzen, Jonglieren, Ballspielen, bei Tai Chi und Qigong oder Life Kinetik® ▸ **siehe Seite 108.** Alles was gut für die Koordination ist, trainiert auch den Geist intensiv!

Hormonsystem in Schuss

Eine besonders wichtige Rolle, wenn es um Muskelaufbau geht, spielen Hormone, die von unserem Körper selbst hergestellt werden. Welche in diesem Zusammenhang von herausragender Bedeutung sind und wie Sie ihre Produktion fördern, lesen Sie hier.

Testosteron

Testosteron ▸ **siehe auch Seite 35** wird bei Männern vor allem in den Hoden gebildet, bei Frauen (ja, auch sie haben eine geringe Menge Testosteron, etwa ein Zehntel von dem der Männer) in den Eierstöcken, bei beiden in der Nebennierenrinde.
Zu den Aufgaben des Testosterons gehört beim Mann alles, was wir als typisch männlich empfinden wie starke Muskeln, Bartwuchs und Körperbehaarung, aber auch Durchsetzungskraft bis hin zur Aggression. Testosteron ist mitverantwortlich für Lust, Erektion und Spermienbildung. Doch es spielt auch im Frauenkörper eine wichtige Rolle, hat Einfluss auf Gesundheit und Wohlbefinden, auf Lust und Energie. Es ist die Vorstufe des weiblichen Geschlechtshormons Östradiol und es fördert den Knochenstoffwechsel. Sowohl ein Mangel als auch ein Überschuss kann gravierende Folgen haben und muss vom Arzt abgeklärt werden. Die hier empfohlenen Maßnahmen dienen vor allem der Harmonisierung des Testosteronspiegels bei Gesunden.

Die körpereigene Testosteronproduktion können Sie ankurbeln, indem Sie zwei- bis dreimal in der Woche mit schweren Gewichten oder mit dem eigenen Körpergewicht trainieren ▸ **siehe Buchtipp Seite 122.** Dabei sollten Sie vor allem große Muskeln und möglichst viele Muskeln bewegen. Das eingesetzte Gewicht beziehungsweise die Schwierigkeit sollte kontinuierlich gesteigert werden. Zwischen den Übungseinheiten sind Pausen von 90 Sekunden sinnvoll. Insgesamt sollte das Training nicht länger als 50 Minuten dauern, sonst gerät der Körper zu sehr unter Stress. Dann kommt Cortisol ▸ **siehe Seite 120** ins Spiel, das die Testosteronproduktion stagnieren lässt. Meditation, Yoga, Tai Chi, Qigong oder eine andere Entspannungstechnik senken den Stresspegel und somit den Cortisolspiegel.
Zusätzlich gilt es inzwischen als gesichert, dass erhöhter Zuckerkonsum das Testosteron sinken lässt. Es ist also nicht günstig, viel Weißbrot und Pommes zu essen und viel zuckerhaltige Limonade zu trinken. Auch ein Schlafdefizit kann eine niedrigere Testosteronkonzentration bedingen. Schlafen Sie sieben, besser acht Stunden.
Vermutlich hat auch das Spurenelement Zink ▸ **siehe Seite 40** Einfluss auf das Testosteron. Um den Zinkwert zu bestimmen sowie übrigens auch bei testosteronsteigernden Pflanzen wie dem Bockshornklee oder dem Erd-Burzeldorn ▸ **siehe Seite 52 und 53** ist eine Absprache mit dem Arzt ratsam.

Somatotropin

Das Wachstumshormon beeinflusst Stoffwechsel und Wachstum sowie Blutzucker und Insulinproduktion. Es ist auch als Somatotropes Hormon (STH) oder Humane Growth Hormone (HGH) bekannt. Man nimmt an, dass seine Ausschüttung vor allem im Schlaf erfolgt. Wird STH freigesetzt, schüttet die Leber IGF-1 aus (insulin-like growth factor-1, der eigentliche Wachstumsfaktor). IGF-1 steigert Eiweißproduktion, Zellvermehrung und -reifung. Es beeinflusst auch Kohlenhydrat- und Fettstoffwechsel, die Fettauflösung in den Fettzellen kommt voran und die Wirkung von Insulin wird abgeschwächt. So steigt der Blutzuckerspiegel. Haben wir genug IGF-1 im Blut, wird die Ausschüttung von Somatotropin gedrosselt. Sehr wichtig für die Stimulierung des Somatotropins ist gesunder Schlaf. Auch positiver Stress, etwa durch ein intensives und beglückendes Training, erhöht die Ausschüttung, ebenso auch ein »Dinnercancelling«, also das Weglassen des Abendessens, ein- bis zweimal in der Woche.

Zu viel Stress wirkt sich ungünstig auf den STH-Spiegel aus, denn das Stresshormon Cortisol reduziert die STH-Ausschüttung.

Insulin

Insulin wird in speziellen Zellen der Bauchspeicheldrüse gebildet. Die Hauptaufgabe dieses Hormons ist die Regulierung der Zuckeraufnahme aus dem Blut in die Zellen. Insulin wirkt folglich blutzuckersenkend. Zudem können Aminosäuren und Kalium mithilfe von Insulin besser aufgenommen und gespeichert werden. Wenn wir regelmäßig viel Zucker zu uns nehmen, erhöht die Bauchspeicheldrüse ihre Insulinproduktion, damit der Zuckergehalt im Blut wieder gesenkt wird. Das kann zur allmählichen Erschöpfung der Bauchspeicheldrüse und schließlich zu einem Diabetes Typ 2 führen. Wenn wir trainieren, schüttet der Körper Stresshormone wie Adrenalin und Cortisol aus, gleichzeitig werden Zucker und Eiweiße aus den Muskeln abgebaut und zu Energie umgesetzt. Essen wir danach etwas, werden die Muskelzellen wieder mit Nährstoffen versorgt. Allerdings ist die Speicherkapazität der Zellen begrenzt, es bringt also nichts, Kohlenhydrate in sich hineinzuschaufeln. Sind die Muskeln »satt«, wird der Rest in die Fettzellen eingelagert. Ein traubenzuckerhaltiges Getränk direkt nach dem Training fördert die Erholung und den Muskelaufbau ▸ **siehe vordere Umschlagklappe.**

»Alles menschliche Können ist eine Summe von Geduld und Zeit.«

HONORÉ DE BALZAC

Cortisol

Dieses Stresshormon ▸ **siehe Seite 94** wird in bis zu 10 Schüben über den Tag verteilt freigesetzt. Morgens ist die Ausschüttung am höchsten. Cortisol hat eine dämpfende Wirkung auf das Immunsystem, was sich die Medizin etwa bei einer Allergie zunutze macht. Entzündungen und Schmerzen werden durch das Hormon gehemmt, der Blutzuckerspiegel wird erhöht. Cortisol mischt außerdem in vielen Stoffwechselvorgängen mit, zum Beispiel beim Fett- und Eiweißstoffwechsel sowie bei der Knochenbildung.

WICHTIG

HORMONSUPPLEMENTIERUNG?
An den bisher in diesem Buch beschriebenen Wechselwirkungen zwischen Hormonen sehen wir, wie eng diese interagieren. Ein Eingriff in das fein abgestimmte System bringt immer einen »Rattenschwanz« an Folgen mit sich. Eine Supplementierung künstlicher Hormone sollte nur bei medizinischer Notwendigkeit und unter ärztlicher Kontrolle geschehen. Wenn Sie sich regelmäßig bewegen, genug schlafen, sich gesund ernähren und Ihre Kalorienaufnahme Ihrem Bedarf entspricht, halten Sie Ihr Hormonsystem im Gleichgewicht.

Haben wir zu viel Cortisol, kann es Nervosität und Aggressivität, Stoffwechselstörungen, Übergewicht, Diabetes, verringerte Muskelmasse, Osteoporose, erhöhten Blutzucker und sogar einen Immundefekt zur Folge haben. Ist dagegen zu wenig Cortisol im Körper, gehören Mattigkeit, Antriebsschwäche, Entzündungen, Schwäche und Müdigkeit, Gewichtsverlust und Unterzuckerung zu den Symptomen. Ein Cortisolmangel kann eine Folge von andauerndem Stress sein und wird bei einem Burnout sehr häufig beobachtet.
Obwohl es gar nicht sinnvoll ist, den Körper mit zusätzlichem Cortisol zu bombardieren, wird das häufig doch getan, denn es hebt die Schmerzgrenze, bekämpft die Müdigkeit und wirkt leistungssteigernd.
Auf natürliche Weise können wir unseren Cortisolspiegel vor allem durch ausreichenden und regelmäßigen Schlaf ausbalancieren, denn im Schlaf wird der Cortisolvorrat wieder aufgestockt. Eine Ernährung mit viel Vollkorn, Obst und Gemüse unterstützt dies. Zucker und Weißmehl dagegen bringen den Cortisolspiegel durcheinander.

Adrenalin

Dieser Botenstoff wurde bereits ab Seite 94 ausführlich besprochen. Er ist nicht nur für Wachheit und für die geistige Leistungsfähigkeit, sondern unter anderem auch für die Sauerstoffversorgung unserer Muskelzellen von großer Bedeutung.

MENTALES TRAINING

Beim mentalen Training verhilft der Kopf dem Körper zu Höchstleistungen. Hierbei stellen wir uns unser Tun haargenau vor.

BEWEGUNG SPÜREN

Mentales Training bedeutet beim Tanzen, jede Bewegungssequenz in der Vorstellung entstehen zu lassen. Beim Wettlauf bedeutet es, die Strecke im Geiste abzulaufen, die Kraft und Motivation zu spüren und sich genau beim Zieleinlauf zu sehen. Geht es um Krafttraining, verfolgt man den genauen Ablauf der Muskelanspannung. Vor Präsentation oder Vorstellungsgespräch stellt man sich die aufrechte Körperhaltung vor, die lockeren, geschmeidigen Bewegungen und die positive Reaktion des Gegenübers. Auch Musiker trainieren oft so, zum Beispiel um schwierige Stellen endlich zu meistern.
Der Sinn liegt nicht darin, sich wie von außen zu beobachten. Gehen Sie in Ihrer Vorstellung ganz und gar in den Bewegungsablauf hinein. Definieren Sie Ihr aktuelles Ziel und trainieren Sie auch innerlich dafür. So wird es Ihnen viel leichter fallen, Ihrem Ziel jeden Tag ein Stück näher zu kommen. Fühlen Sie Ihre Kraft und Ihr Potenzial! Vielleicht können Sie dabei auf eine Erinnerung zurückgreifen, an einen Moment, in dem Sie sich sehr kraftvoll gefühlt haben.

SICH SELBST BESTÄTIGEN

Auch positive Formulierungen können helfen, Ziele Wirklichkeit werden zu lassen. Achten Sie bei Affirmationen darauf, sich in der Gegenwart und sehr konkret auszudrücken. Vor einem Marathon sagen Sie beispielsweise: »Um 14:30 Uhr überquere ich die Ziellinie.« Formulieren Sie realistisch. Geben Sie sich selbst Tipps, reden Sie sich gut zu und vergessen Sie nicht, sich zu loben. So überwinden Sie alle Widerstände!

Harmonische Bewegungen beim Sport können Sie vorab beim »Trockenüben« trainieren.

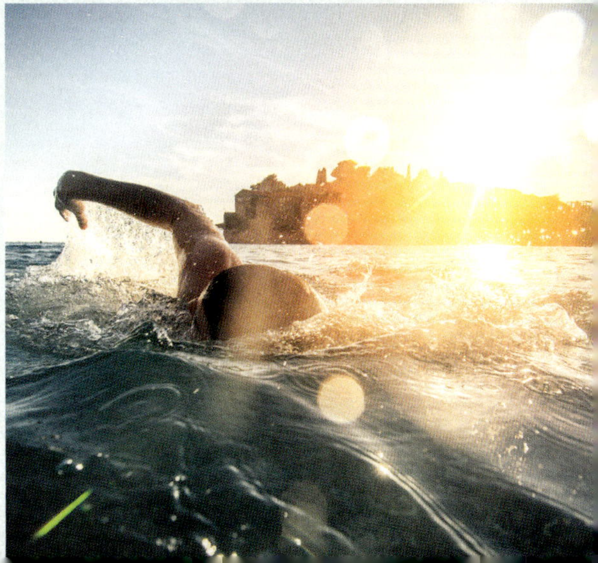

Bücher, die weiterhelfen

Akiyama, Heiji
Gehirnjogging
Selbstverlag

Kabat-Zinn, Jon
Gesund durch Meditation
Knaur MensSana TB

Schneider, Christine u. a.
Wild- und Heilkräuter, Beeren und Pilze finden
Verlag Eugen Ulmer

Zehentbauer, Josef
Körpereigene Drogen
Patmos Verlag

Aus dem GRÄFE UND UNZER VERLAG

Bingemer, Susanna; Gerlach, Hans
Kochen mit Superfoods

Elmadfa, Prof. Dr. Ibrahim u. a.
Die große GU Nährwert Kalorien Tabelle

Engelbrecht, Sigrid
Schalt die Welt auf Pause

Froböse, Prof. Ingo
Power durch Pause

Grasberger, Delia
Autogenes Training

Grünwald, Dr. Jörg; Jänicke, Christof
Grüne Apotheke

Guth, Dr. Christian; Hickisch, Burkhard
Grüne Smoothies

Heepen, Günther H.
Hormone natürlich regulieren

Hemm, Dagmar; Noll, Andreas
Die Organuhr

Mannschatz, Marie
Meditation

Schneider, Maren
Der kleine Alltagsbuddhist

Schütze, Tina
Fitness-Minis

Sperlich, Billy; Dargatz, Thorsten
Laufen. Das Einsteigerbuch

Trökes, Anna
Yoga. Mehr Energie und Ruhe

Tschirner, Thorsten
Das 8-Minuten-Muskel-Workout ohne Geräte

Adressen, die weiterhelfen

www.dge.de
Website der Deutschen Gesellschaft für Ernährung.

www.demeter.de
www.sonnentor.com
www.lebensbaum.com
Einige Seiten mit Infos zu Biokräutern und -lebensmitteln.

www.kraeuter-und-duftpflanzen.de
Pflanzen und Saatgut aus Bioanbau zum Bestellen per Post.

www.zietenapotheke.de
www.teemixer.de
www.herbathek.com
Hochwertige Teekräuter.

www.kapselwelt.de
www.bulkpowders.de
Kapselfüller und Zubehör.

www.klinitox.de
Giftnotrufnummern für D, A, CH.

www.lifekinetik.de
Alles zur Methode.

www.neuronation.de
Infos über gutes Gehirntraining.

www.mbsr-verband.de
Meditation und mehr.

Register

Impressum

Projektleitung: Barbara Fellenberg
Lektorat: Barbara Kohl
Bildredaktion: Nele Schneidewind
Layout: independent Medien-Design, Horst Moser, München
Umschlaggestaltung: kral & kral design, München
Herstellung: Anna Bäumner
Satz: griesbeckdesign, Dorothee Griesbeck, München
Reproduktion: Medienprinzen GmbH, München
Druck und Bindung: Firmengruppe APPL, aprinta druck, Wemding

Printed in Germany

ISBN 978-3-8338-6200-7

1. Auflage 2018

Die GU-Homepage finden Sie unter www.gu.de

Bildnachweis

Action Press: 52; Barbara Bonisolli: 66; Coco Lang: 84; Colourbox: 74; Flora Press: 64, 71, 72, 82; Fotolia: 55; Frank Teigler: 54; iStock: 3, 4 u., 5, 6, 8, 13, 14, 16, 21, 22, 27, 28, 30, 37, 43, 44, 57, 60, 62, 63, 65, 67, 69, 73, 76–81, 85–90, 92, 97, 99, 101, 102, 104, 107, 109, 111, 115, 116, 121, Umschlag (außer Cover und U4 u.); Kramp + Gölling: Cover; Masterfile: 34; Mauritius Images: 68; Shutterstock: 50, 53, 58, 59, 61, 83; Stocksy: 41, 70, 75; Alexander Walter: U4 u.

Syndication:
www.seasons.agency

Wichtiger Hinweis

Die Gedanken, Methoden und Anregungen in diesem Buch stellen die Meinung bzw. Erfahrung der Verfasserin dar. Sie wurden von der Autorin nach bestem Wissen erstellt und mit größtmöglicher Sorgfalt geprüft. Sie bieten jedoch keinen Ersatz für persönlichen kompetenten medizinischen Rat. Jede Leserin, jeder Leser ist für das eigene Tun und Lassen auch weiterhin selbst verantwortlich. Weder Autorin noch Verlag können für eventuelle Nachteile oder Schäden, die aus den im Buch gegebenen praktischen Hinweisen resultieren, eine Haftung übernehmen.

QUALITÄTS G|U GARANTIE

Liebe Leserin, lieber Leser,

haben wir Ihre Erwartungen erfüllt? Sind Sie mit diesem Buch zufrieden? Haben Sie weitere Fragen zu diesem Thema? Wir freuen uns auf Ihre Rückmeldung, auf Lob, Kritik und Anregungen, damit wir für Sie immer besser werden können.

GRÄFE UND UNZER Verlag
Leserservice
Postfach 86 03 13
81630 München
E-Mail:
leserservice@graefe-und-unzer.de

Telefon: 00800 / 72 37 33 33*
Telefax: 00800 / 50 12 05 44*
Mo–Do: 9.00 – 17.00 Uhr
Fr: 9.00 – 16.00 Uhr
(gebührenfrei in D, A, CH)*

Ihr GRÄFE UND UNZER Verlag
Der erste Ratgeberverlag – seit 1722.

Umwelthinweis

Dieses Buch wurde auf PEFC-zertifiziertem Papier aus nachhaltiger Waldwirtschaft gedruckt.

www.facebook.com/gu.verlag

GRÄFE UND UNZER

Ein Unternehmen der
GANSKE VERLAGSGRUPPE

Mehr Energie, mehr Wohlbefinden!

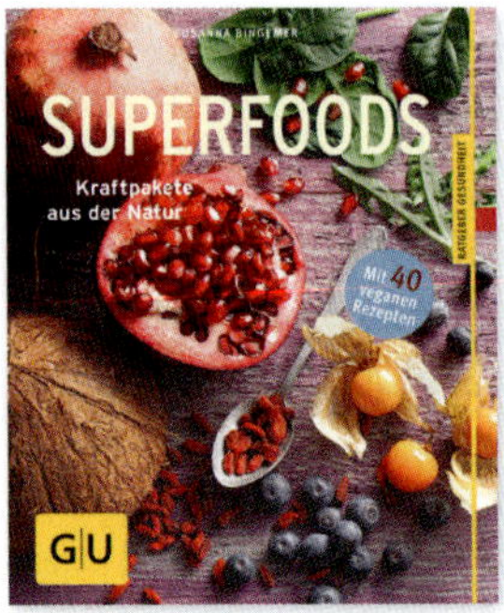

ISBN 978-3-8338-4227-6

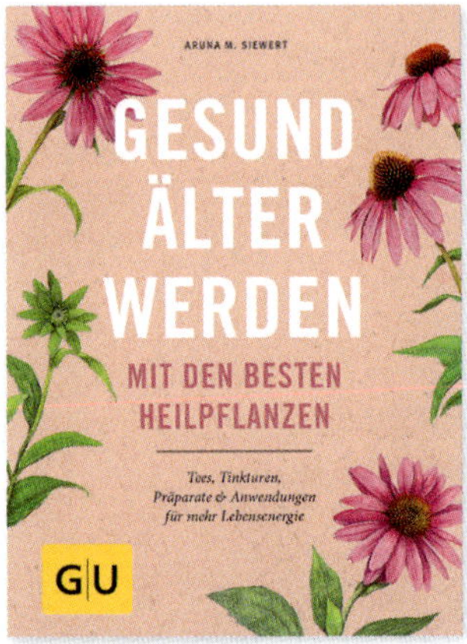

ISBN 978-3-8338-5832-1

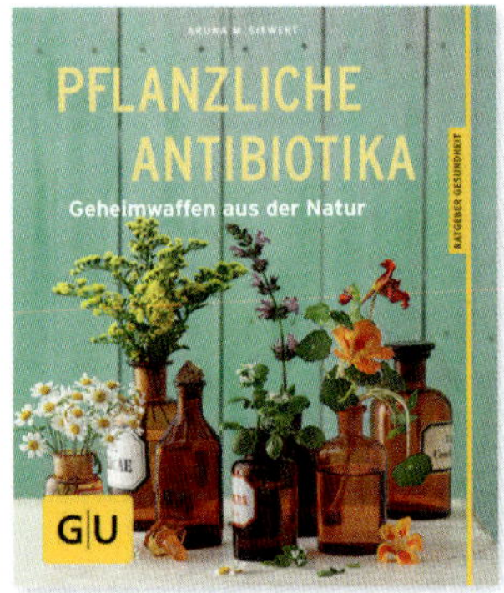

ISBN 978-3-8338-2836-2

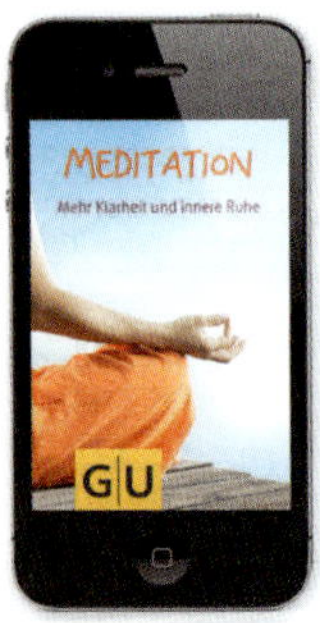

Laden im App Store

ANDROID APP BEI Google play

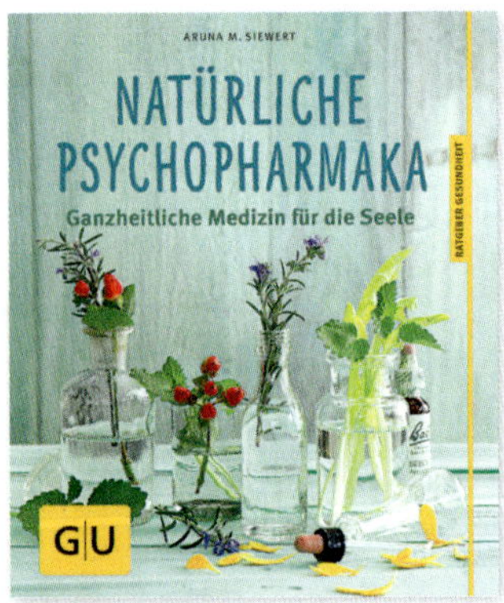

ISBN 978-3-8338-4562-8

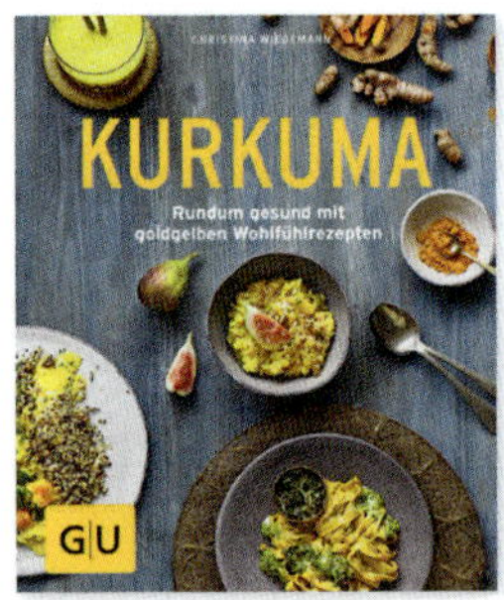

ISBN 978-3-8338-6149-9

Alle hier vorgestellten Bücher sind auch als eBook erhältlich.

Mehr von GU auf **www.gu.de** und
facebook.com/gu.verlag

G|U
Willkommen im Leben.